中学生中医药文化知识导读

邢玉瑞　主编

U0312433

陕西新华出版
陕西科学技术出版社
Shaanxi Science and Technology Press
西安

图书在版编目（CIP）数据

中学生中医药文化知识导读 / 邢玉瑞主编 . —西安：陕西科学技术出版社，2022.4（2024.12重印）
ISBN 978-7-5369-8359-5

Ⅰ . ①中… Ⅱ . ①邢… Ⅲ . ①中国医药学—文化—青少年读物 Ⅳ . ① R2-05

中国版本图书馆 CIP 数据核字 (2022) 第 038224 号

中学生中医药文化知识导读

邢玉瑞　主编

出 版 人　崔　斌
责任编辑　孙雨来　闫彦敬
封面设计　曾　珂

出 版 者　陕西科学技术出版社
西安市曲江新区登高路 1388 号陕西新华出版传媒产业大厦 B 座
电话（029）81205187　传真（029）81205155　邮编 710061
http://www.snstp.com
发 行 者　陕西科学技术出版社
电话（029）81205180　81205178
印　　刷　西安市久盛印务有限责任公司
规　　格　787mm × 1092mm　16 开本
印　　张　7.75
字　　数　120 千字
版　　次　2022 年 4 月第 1 版
2024 年 12 月第 3 次印刷
书　　号　ISBN 978-7-5369-8359-5
定　　价　32.00 元

《中学生中医药文化知识导读》

编委会名单

叙

“文化”[1]是由“人文化成”[2]演化而成。今，“文化”是指人类族群习惯的生活方式、精神价值和族群的集体意识。因而，“文化”是一个族群智慧薪火相传的灵魂与根脉，是族群社会、历史、知识的积淀物，具有既有、传承、创造和发展的特征。

不同的族群有不同的文化，而中医药知识“凝聚着深邃的哲学智慧和中华民族几千年的健康养生理念及实践经验，是中国古代科学的瑰宝，也是打开中华文明宝库的钥匙”，是我国独特的、具有原创性的、优秀的科技资源和文化资源，迫切需要继承、发展，以造福人类健康。一切文化知识的传承，必须“从娃娃抓起”，这就是我们基于我国各级政府相关中医药发展规划精神，组织编著出版该套《中小学中医药文化知识导读》的动因和出发点。

当我有幸在第一时间阅读这套丛书文稿时，就被其中的内容所吸引。我认为，这套书具有如下特色：

特色之一，明晰准确的思想主旨。本书的编写遵循“以人为本”“生命至上”的中医药文化价值观，以中医“仁者爱人”的理论为指导思想，在各分册内容的选择方面，无论是适用于小学高年级的历史悠久的中医药文化、仁心仁术的国医、常用的中医疗法等6部分内容，还是适用于中学阶段的以探索思考、提升中医药文化修养为主的8章内容，都体现了这一主旨。以期青少年在心智发育最为关键的时期，能于潜移默化之中培养对中医药文化的喜爱，进行行之有效的学习，进而使中医药文化得以有效传承。

特色之二，科学严谨的学术内容。执笔编撰该书的作者，都是具有深厚中医药知识功底的学者；通览全书内容，也都是经得起实践检验的相关知识。无论是中医药经典故事，抑或是某一个具体的知识模块，都严格遵循中医药知识的内在规律和相关要求，确保知识的准确无误。尤其是治学严谨、学力深厚，在全国中医药界颇具影响的邢玉瑞教授担纲主编，他对该书进行了顶层设计，

---

①“文化”一词最早出自《说苑·指武》。

②“人文化成”出自《易传·贲卦》。

使丛书的学术内容之严谨性更加毋庸置疑。

特色之三，生动有趣的知识呈现。该书的各章节内容生动有趣，可读性强。要编写出适合青少年学习的中医药读本，是一件很不容易的事情，必须要符合这一时期学生的认知特点，要将深奥的中医药知识用他们感兴趣的语言予以表达，对于长期从事中医药教学和研究的学者而言是一个不小的挑战。该书采用中小学时段学生能够理解明白的内容和相应的语言文字给予表述，通过流畅的文字，绘声绘色地讲述学生能够看得懂的故事，传递特色鲜明的中医药知识，展现出该书通俗、生动、有趣、引人入胜的特质。

特色之四，系统渐进的知识体系。该书总主编邢玉瑞的顶层设计周密，整体把握读本各分册之间的知识衔接，在充分理解不同年龄段学生的身心特点、对中医药知识接受程度的基础上，针对小学高年级和中学这两个不同学段进行不同的目标定位。在全书内容设计上，既充分体现了不同学段使用该书的内容特点，又明确展现了整体内容模块之间的连续性。整套丛书的各个小故事、知识点，串联成为一个较完整的中医药知识链环，形成重点明确、整体和谐、特点鲜明、系统推进的内容结构。

特色之五，浑厚浓郁的中医药文化特征。习近平总书记说：“传统医药是优秀传统文化的重要载体，在促进文明互鉴、维护人民健康等方面发挥着重要作用，中医药是其中的杰出代表。”中医药知识传承着中华民族传统文化的优秀基因与核心观念，这一特征深刻而鲜明地浸润于全套丛书的字里行间。

特色之六，贴近生活的真实性。中医药知识厚植于中华民族的繁衍昌盛历程之中，其起源、发展、演进过程，无不与中华儿女的生产生活休戚相关，处处散发着中华文化的芬芳气息，使青少年读者觉得生活中时时处处都有中医药知识相伴随，在无形之中享受着遨游于中医药知识海洋之中的乐趣。

特色之七，鲜明厚重的秦地特色。本书遵循放眼全国、立足陕西的宗旨，既注重培养学生的健康意识，又通过对陕西中医药文化的介绍，培养学生对陕西的热爱之情，提升学生的家乡自豪感。

文化是一个族群薪火相传的根与魂，而中医药知识是最能代表中华民族传统文化的载体之一，其传承着中华民族传统文化的优秀基因，也彰显着这一传统文化的核心观念。文化，尤其是中医药文化，不但需要存续，更需要弘扬，这是编著该套丛书的主旨及意义，也是我欣然为“叙”的缘由。

陕西中医药大学　张登本

2020 年 12 月 12 日于咸阳

目录

第一章　初识中医药

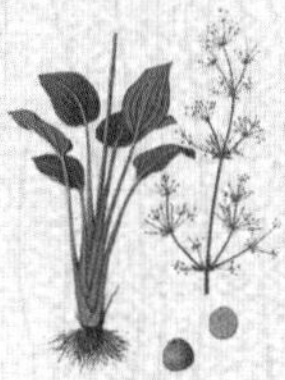

第二章　传统文化中的中医药

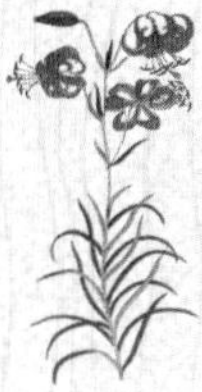

第三章　独到的中医理念

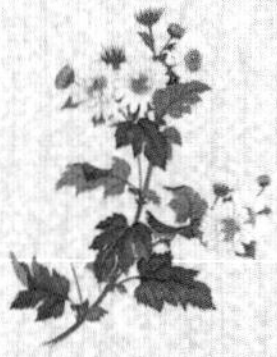

第四章　生命的动力与卫士

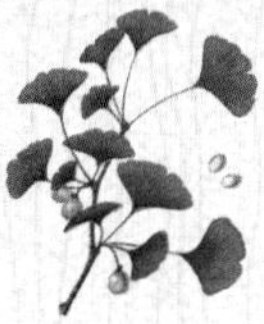

第五章　本草里的中药王国

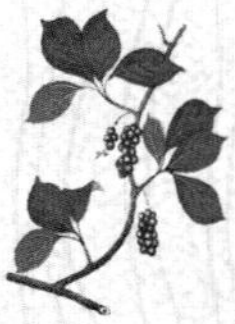

第六章　独特的中医疗法

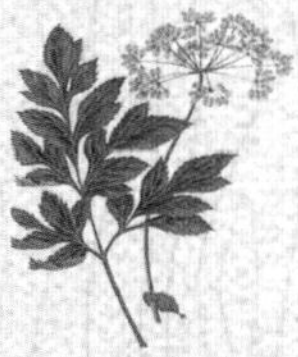

第七章　中医为健康护航

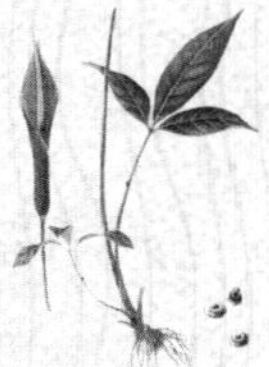

第八章　陕西特色中医文化

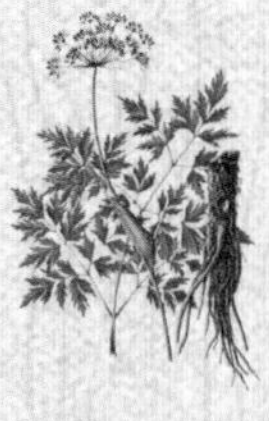

第一章

初识中医药

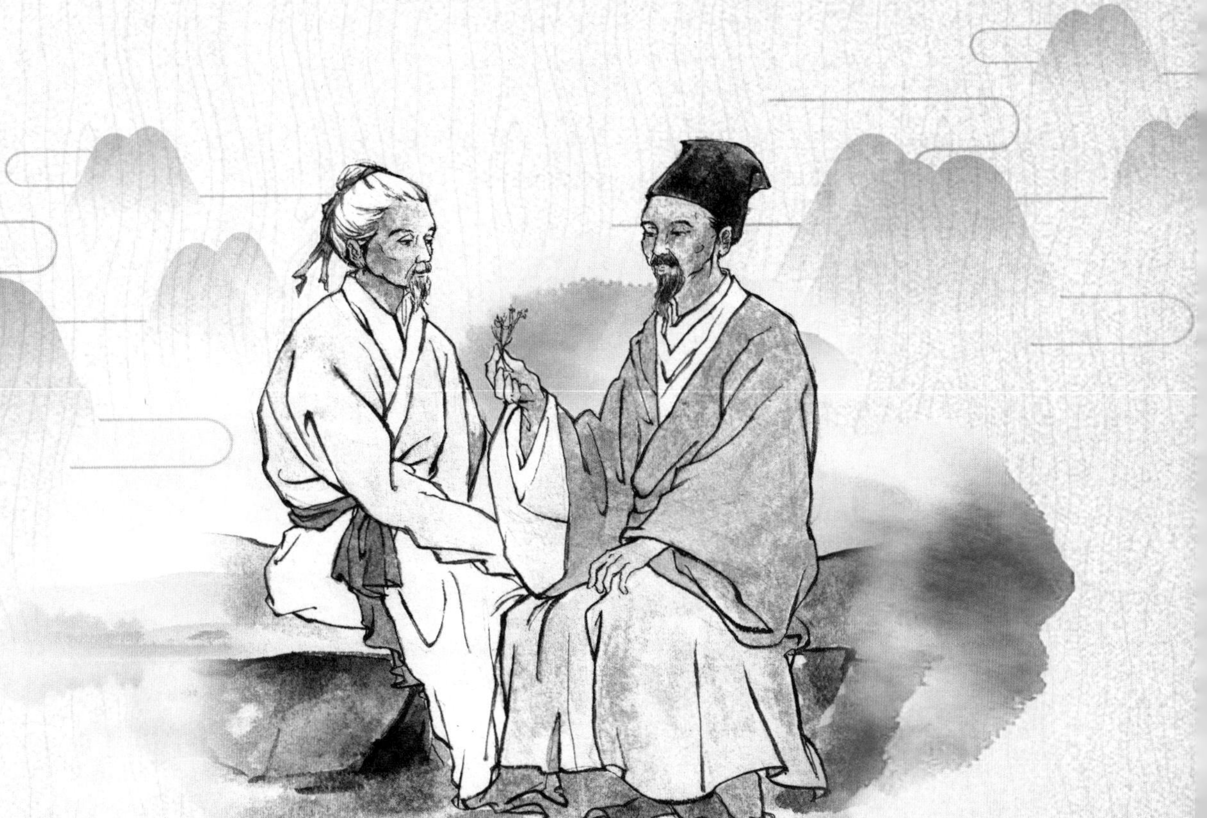

中医药是中华优秀传统文化的结晶和代表，植根于中华文化，积淀了中华民族深厚的文化底蕴，彰显了中华先贤认知世界的独特视角、深邃思考以及可贵探究。作为传承中华文明的有效载体，中医药包含着丰富的中医哲学理念、疾病诊疗和预防的方法手段、中草药的炮制技术、日常生活中的健康养生之道等，成为打开中华文明宝库的钥匙。

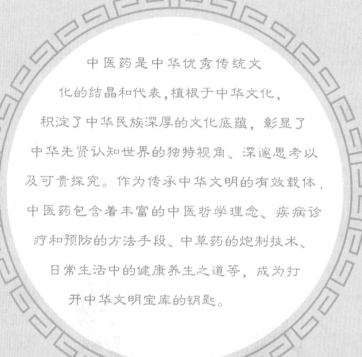

第一节

历史悠久的中医药

历史是文化的积淀，中国医药学的发展有着悠久的历史。从传说中的伏羲制九针、神农尝百草开始，到东汉华佗发明用麻醉法施行外科手术；从中医针灸疗法，到东汉时期张仲景创立中医辨证施治的理论体系，都是辉煌的医药学成就。与此同时，也诞生了中华民族特有的医疗思维模式，并且衍生出了药物、针灸、按摩等中医独具特色的诊疗方式，经千年传承，历久弥新。

中医药文化博大精深，源远流长。我们面对中医药悠久的历史和丰厚的文化底蕴，应该充分弘扬，发挥其独有的价值，增强中华民族的自信心。

知识探究

在中国神话中，盘古开天辟地，轻而清的东西上升形成天，重而浊的东西下沉成了地，混沌空间变成了阴阳天地，形成了我们生活的天地空间。伏羲时期，又将一日分为白天、晚上，将一年分为春、夏、秋、冬4个季节。

黄帝时期，建立了五行学说，有了沿用至今的黄历，形成了“天人相应”的核心理念，为中医药学体系的形成奠定了思想基础。

春秋战国时期的“百家争鸣”，产生了儒、道、墨、名、法、阴阳、纵横、农、杂各家学术流派，各家学说都继承了以伏羲、神农、黄帝为代表所形成的上古文明成果。

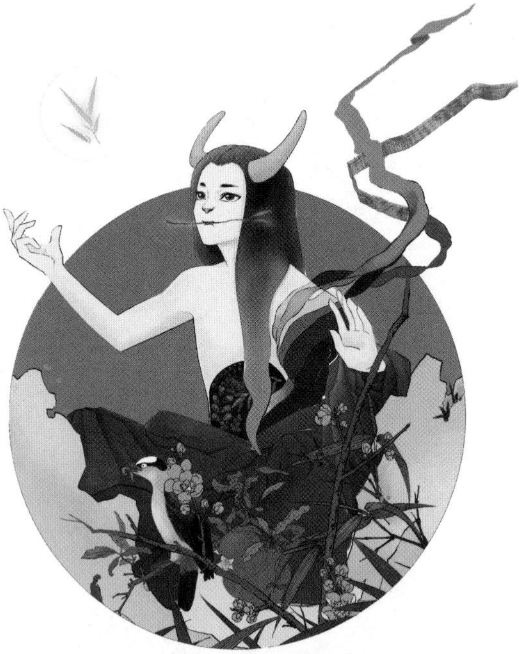

战国至秦汉时期，中医学理论体系和实践经验都取得了重大发展，由此形成了中医药学，《黄帝内经》即是其中最具代表性的著作。此后，医学沿着这个时期确定的方向向前发展。

魏晋至隋唐时期，医家们有更多的机会从事医疗实践，也非常愿意接触整理这个时期外来的优秀医药经验，将其吸收融入中医药学，使中医药学继续绵延发展，不断壮大。

宋金元时期，大批儒生进入医学领域，促进了医学大发展，并诞生了金元时期著名的医学流派——金元四大家。

明清时期，医家们继承前人的思想，并将辨证治疗民间化，出现了手拿串铃的走方医。他们走街串巷为民众治病，将辨证论治的中医思想进一步发扬光大。

文化思索

以史鉴今

中医药的发展史体现了中国传统文化的发展特点，也与中国历史息息相关。民族历史是民族安身立命的基础。中国传统文化极其重视历史研究，坚持以史鉴今，传承发展。

请同学们思考一下，秦始皇统一六国后，为何要焚毁其他各国的史书，而不是医书？我们今天为何要了解中医药学的发展史？

生活实践

中医药追求“阴阳和合”“阴平阳秘”，即做事有度，恰到好处。人体内部与周围环境的和谐统一，是中医药调理的最高境界。

生活中的我们在饮食五味、日常起居、心理情绪方面都会出现哪些不和谐的情况？应该如何处理呢？

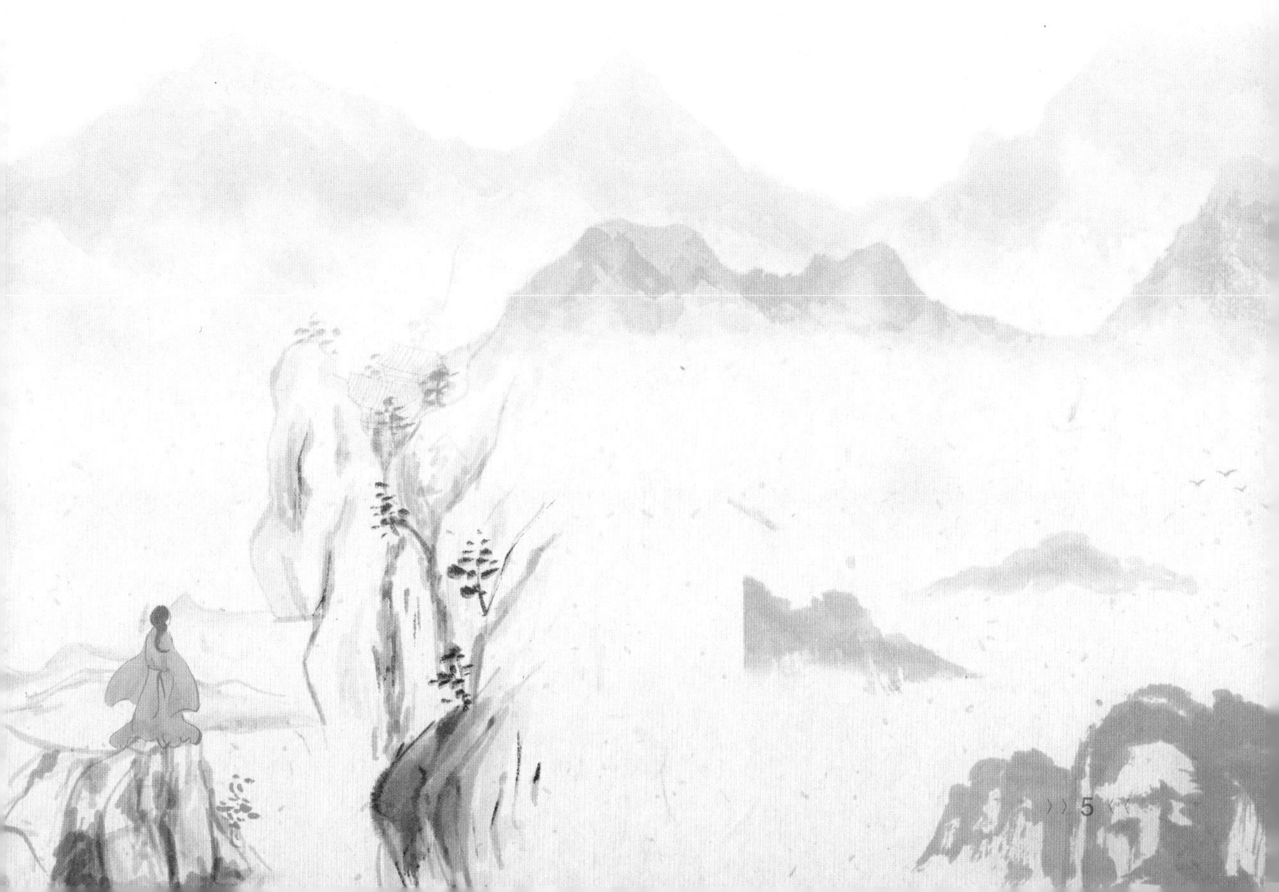

知识链接

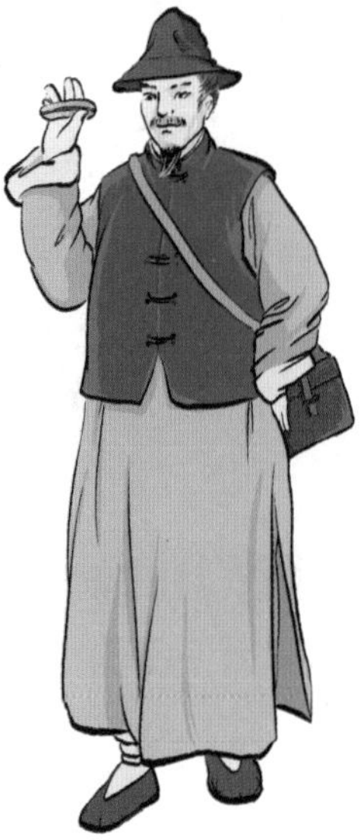

走方医：是旧时游走于民间乡里卖药治病的行医者，即民间医生，也叫“铃医”“串医”、草泽医，相当于今天的基层医务工作者。他们行医时手里拿着串铃作为招徕响器，每到一地不直接吆喝，而是以串铃代声，摇着串铃送医到家、送药上门。

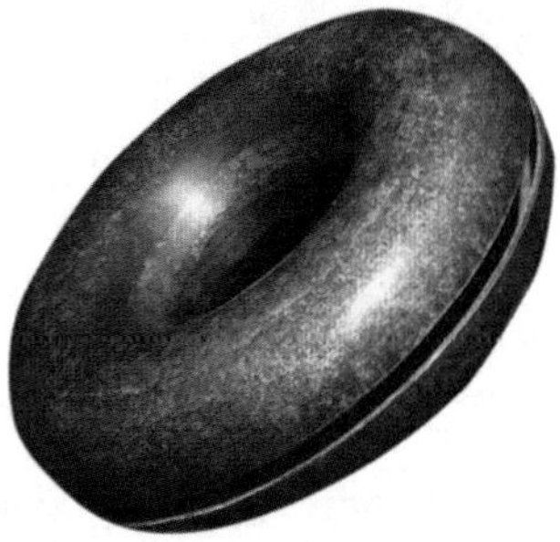

串铃

串铃：又名“虎撑”“虎衔”“报君知”，是在中空的铁环内装几个可以滚动的金属珠，走方医用手握着，举起轻轻晃动，便会发出幽远清脆的铃声。人们听到铃声，就知道走方医者来了，所以说串铃是走方医者送医到家、送药上门的标志。

第二节
群星闪耀的中医医家

中医发展史上名家辈出，数不胜数。他们灿若繁星，名留史册，如扁鹊、淳于意、华佗、张仲景、皇甫谧(mì)、陶弘景、巢元方、孙思邈、王唯一、李东垣、朱丹溪、李时珍、叶天士……每一位医家和他的医著学说，都犹如山脉，绵延起伏，形成了中医学独特的方法理药群峰。每一位医家都用他们不凡的医学成就和医学观点，推动着中医学不断向前发展。

知识探究

一、中国医学的开山鼻祖

扁鹊是中国历史上第一位有正式传记的医家，他奠定了中医临床诊断和治疗方法的基础，创立了中国脉学，被后世尊称为中医学的鼻祖。从春秋到战国时期，历时约 386 年，世间普遍以“扁鹊”作为良医的代称。

二、医学“三圣”

1.“医圣”张仲景

张仲景（150—219 年），名机，字仲景，河南南阳人。东汉末年著名医学家，著有《伤寒杂病论》，被后世尊称为“医圣”。张仲景首次将巫术和医术分开，凸显了医者及医学的独立性。

张仲景勤求古训，博采众家之长，著书《伤寒杂病论》。《伤寒杂病论》是我国第一部“理、法、方、药”完备的医书，被后世称为“方书之祖”，开启了中医辨证论治的先河。

2.“药王”孙思邈

孙思邈（581—682 年），现陕西铜川市耀州区人。他以高明的医术、高尚的医德，被后世尊称为“药王”。孙思邈是中医药学具有代表性的人物，与张仲景、李时珍并称为“医学三圣”。

孙思邈编纂的《备急千金要方》和《千金翼方》记载了大量的汉唐效验方，每个方剂皆可谓千金难买，故将之称为“千金方”，是我国历史上的“医学百科全书”。

3.“药圣”李时珍

李时珍（1518—1593 年），名时珍，字东璧，湖北蕲春县人。著有《本草纲目》《濒湖脉学》《奇经八脉考》，被后世尊称为“药圣”。

《本草纲目》系统记载药物1892种，是我国16世纪中药学成就之大成，被达尔文称为“中国古代的百科全书”。

三、中医学的“百家争鸣”——“金元四大家”

金元时期是中医学理论发展的重要时期，不少医家深入研究古代的医学经典，结合各自的临床经验，自成一家之说，逐渐形成了不同的流派，极大地推动和丰富了中医理论。

刘完素——寒凉派

字守真，河北河间人，亦称刘河间。主要著作有《素问玄机原病式》《素问病机气宜保命集》《宣明论方》。他认为疾病多因火热而起，故治疗多用寒凉药。

张从正——攻下派

字子和，号戴人，睢州考城县部城乡人。著有《儒门事亲》《心镜别集》《张氏经验方》《张子和治病撮要》。他认为“治病应着重驱邪”，善用“汗、吐、下”3法。

李东垣——补土派

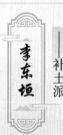

名杲，字明之，河北正定人，晚年自号东垣老人。著有《脾胃论》《内外伤辨惑论》《兰室秘藏》等。他认为“人以胃气为本”，采取以“调理脾胃”为主的治疗方法。

朱震亨——滋阴派

字彦修，浙江义乌人，世居丹溪之边，因以为号。著有《格致余论》《局方发挥》《丹溪心法》。他提出了著名的“阳常有余，阴常不足”的观点，临床治疗上提倡滋阴降火之法。

金元四大家的学说标志着中医学发展的新阶段，对后来的中医发展产生了深刻的影响。

文化思索

孝与医

《论语》中说：“父母在，不远游。”意思是说，父母年迈时，不要长时间离开父母，因为父母需要子女的照顾。

也正因此，古人要求每个人都要懂些医学知识，“为人父母者，不知医为不慈；为人儿女者，不知医为不孝”。为人父母，最怕孩子生病，懂些医学知识，更有助于孩子的健康成长；父母年老了，身体不如年轻时，子女知晓一些医学常识，也能更好地照顾、关爱父母。

古代的这种孝悌之道发展到现在，我们能从中学习到什么呢？思考一下，自己应如何与家人相处？

生活实践

拜访身边的中医名家，观察他们如何与病人交流，学习他们治病的过程及其成功的经验。

知识链接

夫医者，非仁爱之士不可托也；非聪明理达不可任也；非廉洁淳良不可信也。

——[晋]杨泉《物理论》

善为医者，行欲方而智欲圆，心欲小而胆欲大。

——[唐]孙思邈

仔细理解这些话的含义，体会古代对从医者有哪些基本要求。

第三节

博大精深的中医典籍

中医典籍浩如烟海，每部都是一座巨大的宝藏。历代医家经过数十年临床实践积累形成的中医药学术经验、诊疗技术、心得体会和学术思想，是中医药学的原创性成果，是中医药学继承和发展创新的源泉。先祖们发现针灸、拔罐、刮痧、中药等各种诊疗方法及其作用机理的思维方式，全都隐含于中医典籍之中。我们要学习中医典籍，认识祖国传统中医药学，感受中医典籍的博大精深，把中医药学进一步发扬光大。

知识探究

一、中医四大经典

1. 中医理论体系之基——《黄帝内经》

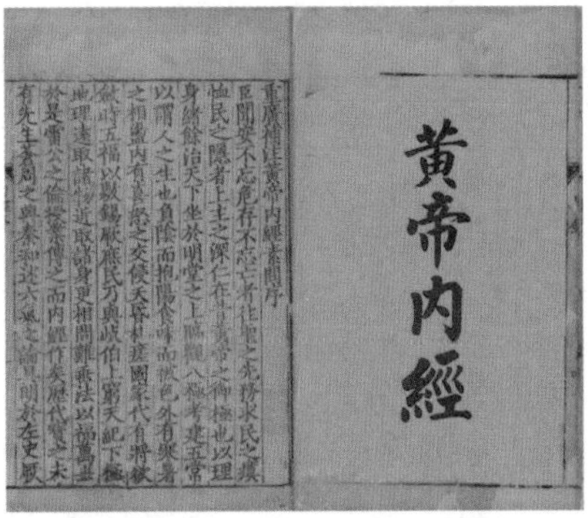

《黄帝内经》

《黄帝内经》是西汉中期汇编成书的。汉代人最崇尚黄帝，托“黄帝”之名来显示这部书的权威性。《黄帝内经》分为《素问》和《灵枢》两部分，《素问》讲的是人体生命的基本理论问题，《灵枢》主要讲的是人体的经络系统和针灸治法。《黄帝内经》首次总结阐发了中医学的学术体系，是中医学术理论体系的奠基之作。

2. 最早的中药学著作——《神农本草经》

《神农本草经》是现有最早的药物学专著，成书在汉代。因有“神农尝百草”之传说，故托名“神农”所著。该书记载中药的药物分类和功效，收录了365味药物，奠定了中药学理论的基础。

3. 解经之作——《难经》

《难经》，原名《黄帝八十一难经》，相传为战国时期扁鹊所作，发展了中医理论。“难”是释难之意，“经”指《黄帝内经》，《难经》针对《黄帝内经》中深奥的中医学理论，将其归纳为81个问题，以问答形式释疑解难。

4. 方书之祖——《伤寒杂病论》

《伤寒杂病论》是一部里程碑式的中医学经典古籍，是第一部理论与临床医学实践相结合的医学巨著。它创建并确立了中医辨证论治体系，是第一部理、法、方、药完备的经典之作，被后世医家誉为“方书之祖”。

二、中国医学史上第一本临床实用手册

《肘后救卒方》，又称《肘后备急方》，创立了急症治疗技术，记载了多种伤口止血法、人工呼吸法、救溺倒水法、灌肠术，首次采用竹板固定治疗四肢骨折等。这部书重视灸法，首次记载了隔物灸，为后世灸法的发展作出了贡献。

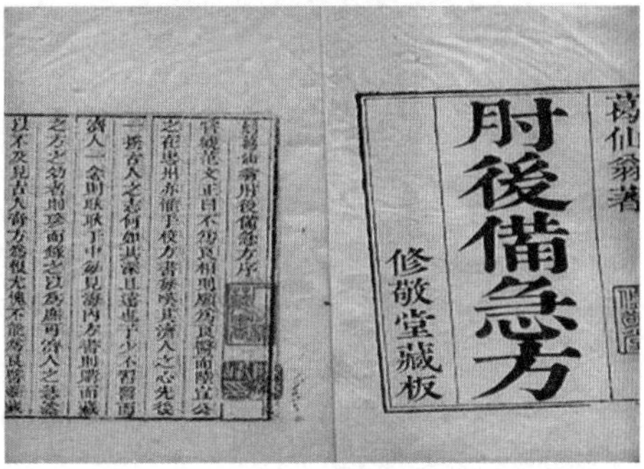

《肘后备急方》

2015 年 10 月，屠呦呦获得的诺贝尔生理或医学奖，是中医药成果获得的最高奖项。她就是从《肘后救卒方》的“青蒿一握，以水二升渍，绞取汁，尽服之”中得到启发，先驱性地发现了青蒿素，开创了疟疾治疗新方法，挽救了数百万疟疾患者的生命。

文化思索

中医初学——四小经典

中医药典籍是中医药学传承数千年绵延至今的知识载体，其中蕴含着古代医家的学术经验和大量科学性的精华。只有认真阅读这些古籍，才能更好地传承中医之学；也只有通过阅读这些古籍，我们才能站在先贤的肩膀上，望得更远，把中医学发扬光大。

那么今天我们该如何对待中医药典籍？面对浩如烟海的中医药古籍，初学者又该如何学习中医呢？

研读中医经典是学好中医的必经之路。但中医经典，文字古奥，寓理深邃，要求学习者有一定的古文阅读能力，否则将难以理解；即使是学过一些中医基本理论的人，学习的难度也是很大的。

初学中医者，可以先从《医学三字经》《濒湖脉学》《药性赋》《汤头歌诀》这“四小经典”入手，它们都是中医入门之书，适合初学者学习背诵，快速掌握中医学知识，为以后阅读中医其他经典奠定坚实基础。

生活实践

同学们小学时都学过《三字经》，它是中国传统文化的启蒙读物。中医学也有《医学三字经》，是中医初学者学习中医的启蒙读物。下面是《医学三字经》中“医学源流第一”的部分内容：

医之始，本岐黄。《灵枢》作，《素问》详。《难经》出，更洋洋。越汉季，有南阳。六经辨，圣道彰。《伤寒》著，《金匮》藏。垂方法，立津梁。李唐后，有《千金》。《外台》继，重医林。后作者，渐浸淫……

同学们如果感兴趣，可以走进图书馆，感受一下《医学三字经》的独特魅力。

知识链接

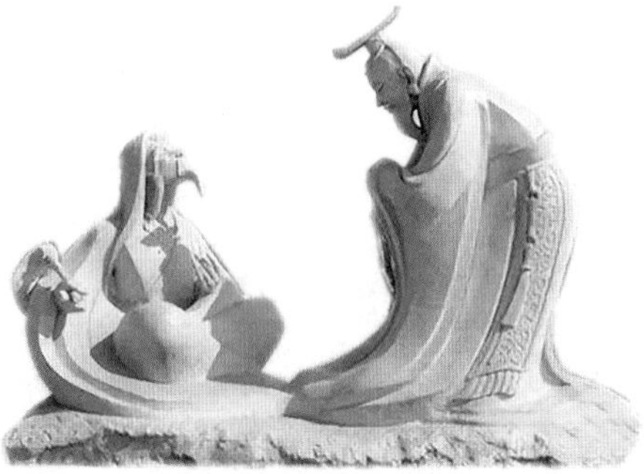
黄帝与岐伯

岐黄之术：代指中国传统医学，“黄”指的是轩辕黄帝，“岐”指岐伯。《黄帝内经》是描写黄帝和他的7位医药大臣讨论生命相关问题的医学著作，其中最重要的一位医药大臣叫岐伯，所以后世常用“岐黄之书”代指《黄帝内经》，用“岐黄之术”“岐黄之业”代指中医。

杏林：古代称医学或医术为“杏林”。传说三国时期东吴名医董奉，医德高尚、医术高明，他住在山上，每天为人看病，从不收取分文，只要求重病治好的患者在他的园子里栽5株杏树、轻病治好的栽种1株杏树。几年之后，董奉居住的地方竟有10万余株杏树，聚棵成林，郁郁葱葱，被世人称为“董林杏仙”。后世把“杏林”作为医学或医术之誉称。

第二章

传统文化中的中医药

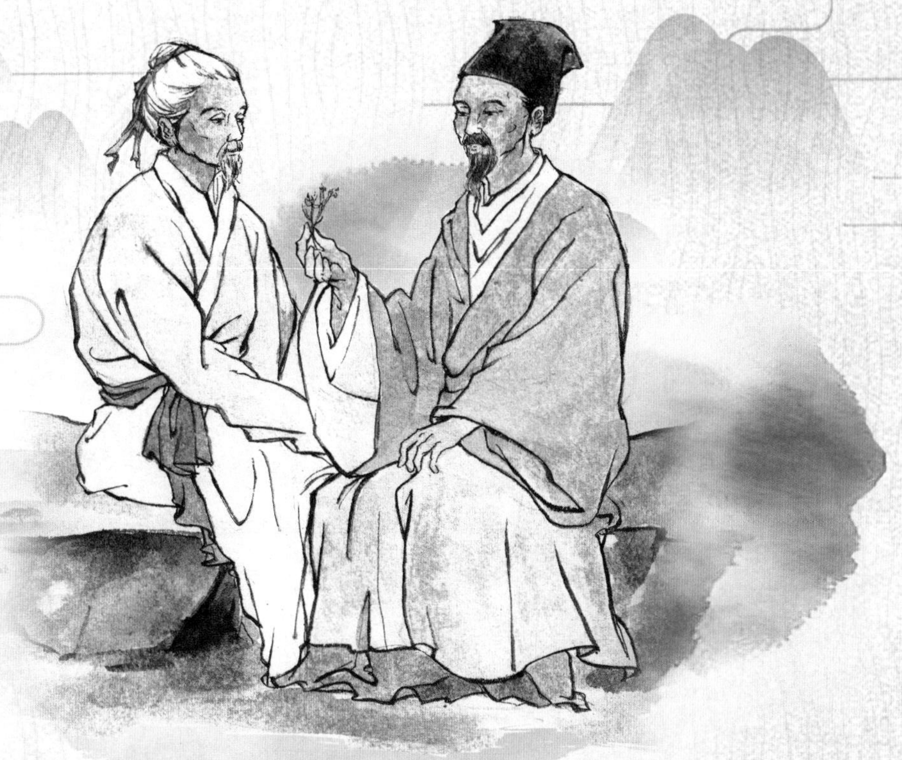

中医药与中国传统文化紧密融合，是中国传统文化的重要组成部分。“医者仁术”，医学是中国传统道德“仁”的具体表现，同时“不为良相，便为良医”的理念深入人心。济世、救民成为古代文人的两大抱负。文人墨客都懂医学，常常将中医学的很多知识融入自己的文学作品之中，用一种非常浪漫写意的方式表达出来，其构思之奇特、用词之精巧，往往令人惊叹不已。

第一节

诗词中的中医药

中国诗词文化历史悠久，长盛不衰，名家辈出。诗词也与中医药有着不解之缘，从《诗经》《楚辞》伊始，历史上诸多文人墨客和医家擅长将中医药文化融入自己的诗词创作中去，形成了『诗医相通、医词相合』的鲜明特色。文人兼通医药之道，以及医家兼通诗词也是中华传统文化中一道靓丽的风景，表达出了『不为良相，则为良医』的崇高人生观和价值观，促进了中医药文化的普及与传承发展。

知识探究

一、药名入古诗

中药种类繁多，药名历来是文人墨客吟诗作对的好题材。如《诗经》的《蒹葭》篇写道：“蒹葭苍苍，白露为霜。所谓伊人，在水一方。”“蒹葭”就是芦苇，常常生长在野外的湖泊，看似柔弱，实则生命力非常旺盛。作者用“蒹葭”为题，体现了他对意中人深深的企慕和求而不得的惆怅之情。而芦苇的根就是我们常说的芦根，是常用的中药材，具有清热泻火等功效。

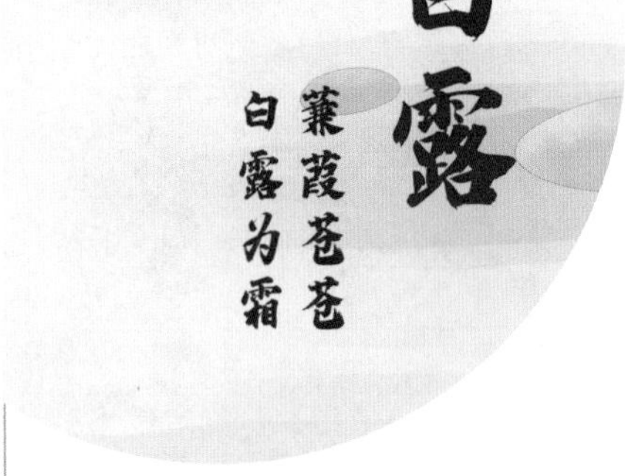

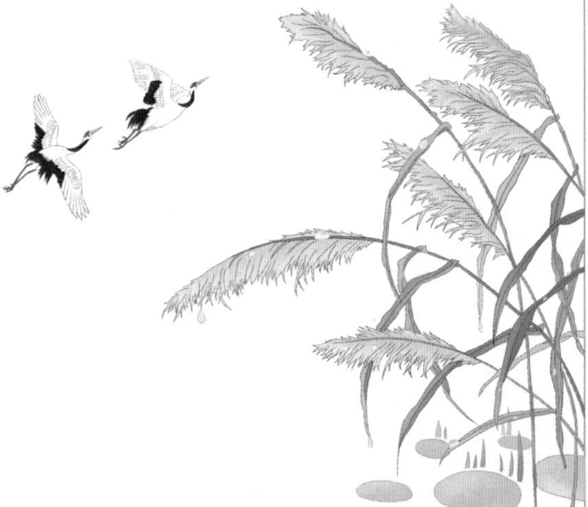

二、古诗颂医家

千百年来人们都在歌颂医者的高尚品德，不仅是因为医者能救死扶伤，同时也是被医者仁心所深深地感动和震撼。纵观古代文学，无数优秀的迁人骚客毫不吝啬地用自己的笔墨歌颂赞扬这种仁爱精神，并有诸多优秀作品传世。

唐太宗李世民在《真人颂》中这样颂扬孙思邈：“凿开径路，名魁大医。羽翼三圣，调合四时。降龙伏虎，拯衰救危。巍巍堂堂，百代之师。”由其可见孙思邈精湛的医术和高尚的医德！

元朝揭傒（xī）斯在《送人赴广州医官》中感慨："志士长医国，良医亦念民。不嫌南海远，独占上池春。瘴疠（lì）何多处，安危系此身。但令全活众，妻子任长贫。"力赞"良医""念民""安危"，远赴"南海""瘴疠"之处，为了"活众"，即使妻子儿女"长贫"亦不能顾及，弘扬了"为大医者"仁心救人、不惧险峻的高尚医德。

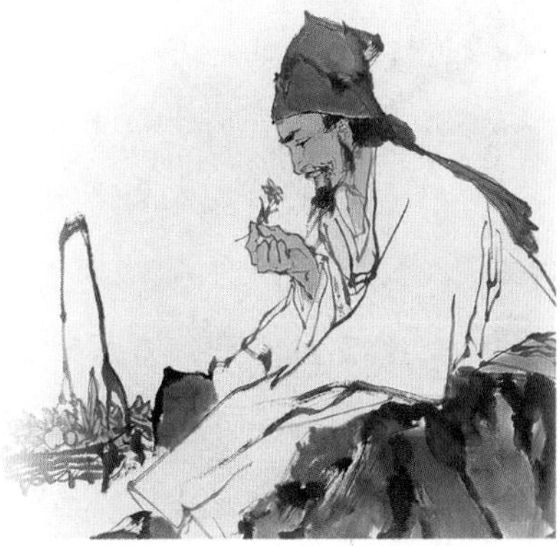

古往今来对医者仁心、大医精诚，人们总是给予最崇高的敬意与尊重。

三、古诗谈养生

养生是古代文人墨客在诗作中常常表现的主题。诗人在作品中谈养生之道，不只是表达出诗人自己对日常生活中如何保持身心健康的一些体悟，更可以通过脍炙人口的诗句达到普及养生知识的效果。

诗词是构成中医整体养生观的一部分，体现了中医养生身心并调的特色。一是心乐：要正确对待生死等喜怒哀乐。如北宋程颢的《春日偶成》："云淡风轻近午天，傍花随柳过前川。时人不识余心乐，将谓偷闲学少年。"二是养神：养神是延年益寿的良方。如东晋陶渊明的《饮酒·其五》："结庐在人境，而无车马喧。问君何能尔？心远地自偏。"三是体育锻炼：加强体育锻炼是强身健体的必由之路。如清代袁枚的《老行》："老行万里全凭胆，吟向千峰屡掉头。总觉名山似名士，不蒙一见不甘休。"

文化思索

诗词中的茶与中医药

诗词中，茶是一种常见的意象，常常被赋予一定的人文精神，寄托了文人墨客自然、平和、静谧等精神品质。除此之外，茶还被视为一种药材。唐代皎然在《九日与陆处士羽饮茶》中写道："九日山僧院，东篱菊也黄。俗人多泛酒，谁解助茶香。"在皎然看来，万病皆可由药茶医治，而茶有养心之功效。

实际上，"茶"字在中唐之前写作"茶"字，表明茶的药用功效。神农氏，也被称为"茶祖"，传说他在尝百草的时候发现了茶叶的解毒功效。唐代陆羽在撰写《茶经》时，为了区分茶的药用功能与饮品功能，特意在"茶"字的基础上减了一笔，才演变成现在所见的"茶"字。中医认为，茶叶上可清头目，中可消食滞，下可利小便，是天然的保健饮品。

生活实践

根据所学知识，思考一下在中国古代诗歌中，蕴含着怎样的健康观，对于我们日常生活有什么积极的指导作用。

知识链接

辛弃疾《满庭芳·静夜思》中的珍珠和沉香

"云母屏开，珍珠帘闭，防风吹散沉香。"辛弃疾在《满庭芳·静夜思》中，巧妙地借助药名的字面意思，抒发了独守空房的深闺妇女思念征战沙场的丈夫的悲切心情。

珍珠：镇心而安神定惊，治惊悸、失眠、癫痫及惊风；清肝而明目除翳（yì），治目赤翳障；解毒敛疮、润肤祛斑，治喉痹口疮、溃疡不敛、皮肤色斑等。

沉香：具有行气止痛、温中止呕、纳气平喘的功效，主治寒凝气滞之胸腹胀痛、胃寒呕吐、肾虚作喘等。

第二节

成语中的中医药

习近平总书记曾指出：「中医药学凝聚着深邃的哲学智慧和中华民族几千年的健康养生理念及实践经验，是中国古代科学的瑰宝，也是打开中华文明宝库的钥匙。」中医药学与语言文化关系密切，中医成语既是汉语成语的一部分，也是中医药文化的一部分，蕴含着中华民族几千年来认识生命、防治疾病的思想和方法，集科学性与艺术性于一体，成为千百年来中医药文化传承发展的靓丽名片。

知识探究

在中华民族的语言文化中，成语是在长期实践中积累下来的语言财富，是社会生活全方位的反映，其形式简洁而精辟，浓缩了文化艺术、动物草木、风俗礼仪等文化精华。生老病死、衣食住行、贫富苦乐是社会生活文化的重要主题，与中医学有着千丝万缕的联系。很多成语直接来源于对生命、疾病和健康的思考，其中就包含中医学的知识理念。

中医成语是指记载中医医德故事、基础理论、临床诊断、治疗方法的词组或者短句，如杏林春暖、橘井泉香、悬壶济世、病从口入、积劳成疾、望闻问切、回光返照、病入膏肓、治病求本、因势利导、对症下药、以毒攻毒等。

作为中华传统文化的一部分，中医成语因其所包含的源远流长的社会实践而在成语大家族中留下了色彩浓墨的一笔。

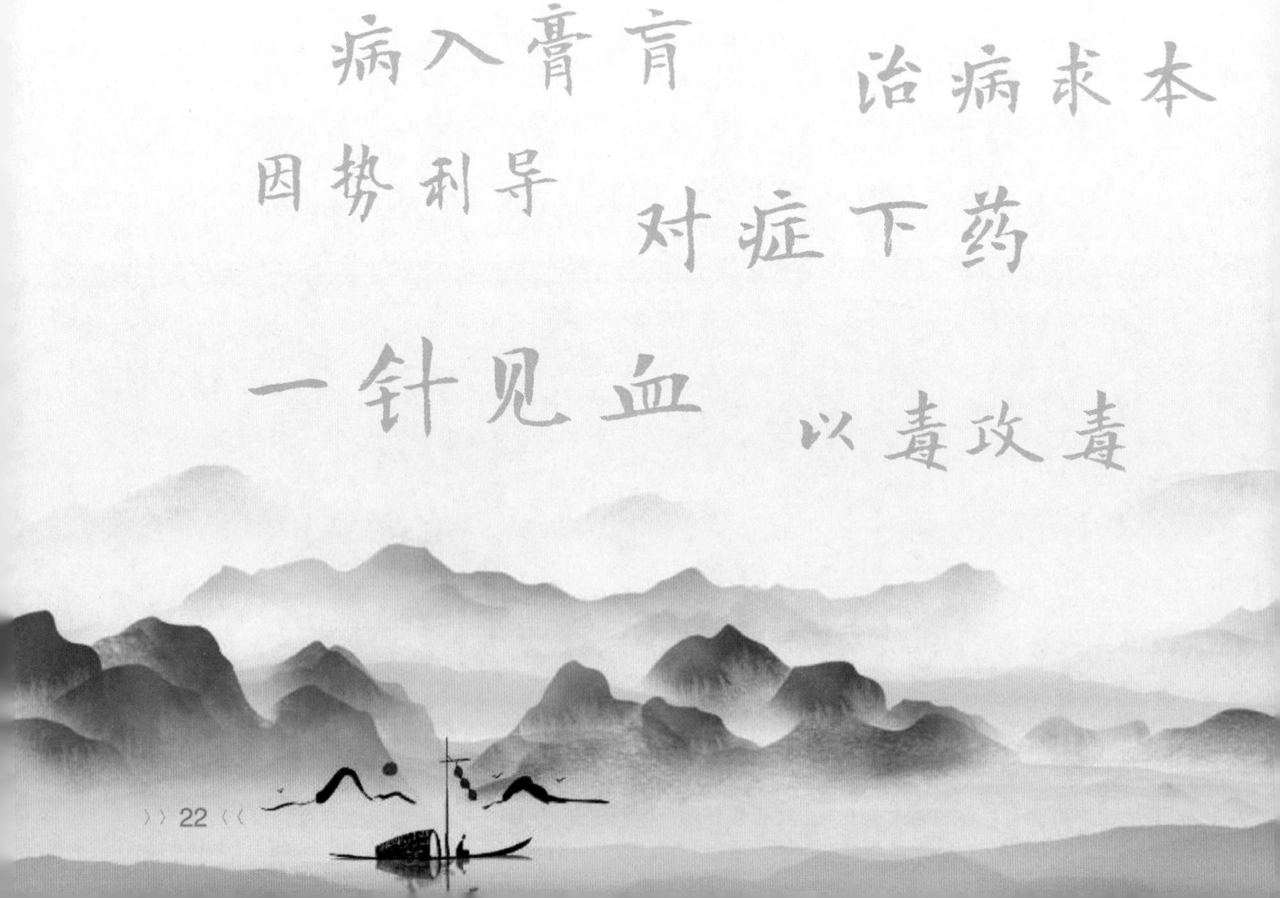

很多中医成语出自中医典故。如成语“病入膏肓”出自先秦时期陕西著名的医家医缓为晋景公治病的故事：医缓见到晋景公，经过辨证后为难地说：“病在膏肓。”“膏肓”是心下面、膈上面的那个部位，药物无法到达，形容病情严重，难以医救。

成语“讳疾忌医”在《韩非子·喻老》以及《史记·扁鹊仓公列传》中均有记载。在《韩非子·喻老》中，扁鹊是在蔡国为蔡桓公治病；在《史记·扁鹊仓公列传》中，扁鹊是在齐国为齐桓侯治病。故事的地点和主人公虽不同，但故事的情节和意思未变，都是指患者不承认自己有病，不愿意接受治疗，最终导致病情恶化而无药可救。

成语“橘井泉香”源自西汉年间孝子苏耽教母亲用房前的井水和井旁边的橘树叶熬汤救治郴州百姓的故事：苏耽预知郴州会有瘟疫爆发，在飞升成仙之前，交代母亲“一橘叶、一碗水疗一人”的治瘟疫之法。此后，人们便以“橘井泉香”来歌颂医家救人的功绩，医家也将这个成语书写在匾上用以明志。

文化思索

上医医国

《国语·晋语八》：“上医医国，其次疾人，固医官也。”“医学之道”与“治国之道”相通。“上医治国”为历代医家所追求的更高境界。众多医家不仅通过救死扶伤来救人性命，更试图以妙手仁心来挽救世道人心，这正是大医精神之所在，也是中国传统文化的精髓所在。

请同学们思考，“医学之道”与“治国之道”有哪些相同之处？

生活实践

大多数的中医成语，都隐藏着有趣的中医典故和一些与中医相关的知识。学习“肝胆相照”“起死回生”“三折之肱”“含蓼问疾”等成语，理解它们的含义，并写出相应的典故。

知识链接

成语“如法炮制”

成语“如法炮制”出自清代李汝珍《镜花缘》第九十八回：“即如法炮制，果然把阵破了。”本义指按照传统方法来制造中药，后引申为依照现成的方法办事的意思。

炮制，古代称为炮炙、修治、修事等，是药物在应用前或制成各种剂型以前必要的加工处理过程，包括对原药材进行的一般修治整理和对部分药材的特殊加工处理。药物经过炮制，对其临床疗效、药性、药物成分都会产生一定影响。药物经过炮制后，药名前多冠以“炮制”名，如炙甘草、水飞滑石、酒大黄、焦白术、煅龙骨、炮干姜、巴豆霜等。这里的“炙”“酒”“煅”等都是中药特殊的炮制方法。

第三节

古代小说中的中医药

小说是虚构的文学作品，关注的焦点是人的审美需求和精神追求。中医中药关注的是人的身体，包括人的躯体与心理健康。二者对『人』的研究着力点看似不同，其实在维护人的生理健康、精神健康方面有相通之处。尤其是中医药表现的生命意识、情感价值、非功利性特征，常常被作家写入文学作品，承载的不只是中医药养生等文化理念，更体现了中华民族的独特民俗和豁达高雅的精神追求。

知识探究

四大名著《水浒传》《三国演义》《西游记》《红楼梦》中，关于中医药的精彩描述，包括医者、药方、病案分析、食疗养生等多个方面，展现了作家精湛的创作技术和一定的中医药知识水平，充分说明了中医药在这些厚实的文学作品中拥有一席之地。

一、《红楼梦》中的中医药

《红楼梦》不仅是一部文学巨著，更是一部涉及中医学知识的奇书。据专家统计，书中 290 多处涉及医药及衣、食、住、行等方面的卫生保健知识，内容近 6 万字。全书使用的各种中医学术语有 161 条，应用药物达 127 种，所用汤剂及散丸膏丹方剂不下百余种，足见曹雪芹的中医水平达到了很高的地步。

《红楼梦》中的林黛玉是一位体弱多病的美人，初进贾府时众人就看出她有先天不足之症。“不足之症”指的就是气血不足，因此当被问到“常服何药”时，她回答说自己“从会吃饭时便吃药”，如今正吃“人参养容丸”。

《红楼梦》中涉及的医案及药方很多。如第十回《金寡妇贪利权受辱，张太医论病细穷源》中，秦可卿生病，请张友士来诊治。张友士给她开的药方是：益气养荣补脾和肝汤，所用药材有人参、白术、黄芪等。这些内容除了丰富小说的内容外，也尽显了作者的高明医术。

《红楼梦》中涉及医药的情节很多，曹雪芹利用中医药的相关知识，丰富了故事的内涵，推动了小说情节的曲折发展，揭示了作品的主题思想。

二、《西游记》中的中医药

《西游记》不仅是我国古代浪漫主义长篇小说的高峰，也是一部充满中医药韵味的神话故事。小说字里行间涉及的医理、医德、中医典籍、诊脉、辨证施治、药材以及中医专用器具等，为这部文学作品增添了奇光异彩。

第六十九回“心主夜间修药物，君王筵上论妖邪”中，唐僧师徒来到了朱紫国，国王染沉疴（kē，病），悟空巧行医，实则是作者借孙悟空之口介绍精当的切脉理论。后来孙悟空、猪八戒、沙和尚3人为朱紫国国王制药，出现了“百草霜”“马兜铃”等中药名，足见当时的人们对中医药知识的了解。

三、《水浒传》中的中医药

《水浒传》是一部描写农民起义的小说，可以说中医药贯穿全书始终。“神医”安道全医术高明，内外科兼通，是一位专职医生。宋江患病，背上红肿生疮，军师吴用主张用绿豆粉护心，不见效果。后来安道全来到梁山，采用“先把艾培引出毒气，然后用药”的方法治好了宋江的病。这里的“艾培”，其实就是灸法，有疏通气血、开结拔毒的作用。

《水浒传》中还提到很多治病良药，包括解药、膏药、金疮药等，还涉及汤、膏、丸、散、丹5种中药剂型。在医事活动方面，书中不仅有走街串巷卖膏药的生活现象，中药铺子也是随处可见，这些都说明北宋时期的中医学已经相当成熟，并且在文学领域也产生了深远的影响，成为小说塑造人物性格、描写典型环境、推动情节发展的要素之一。

四、《三国演义》中的中医药

《三国演义》是中国第一部长篇章回体历史演义小说，其中穿插着与中医药有关的内容和情节。由于战争不断，《三国演义》中的疾病多与刀箭伤和情志病有关。

《三国演义》中华佗为关羽“刮骨疗毒”的片段，不但表现了华佗出神入化的中医医术，也显现出关羽的英雄气概。

《三国演义》中“三气周瑜”的故事家喻户晓，周瑜最后大呼“既生瑜，何生亮”后，气绝身亡。这是中医理论中“怒伤肝”的典型事例，用周瑜大怒、气死的故事描述，凸显了周瑜的气傲和诸葛亮的智谋。

文化思索

文学作品中的酒与中医药

酒是人类最古老的食物之一，同时还是一味中药。中医认为，酒具有温通经脉、舒筋散寒、通络止痛、引行药势的功效。

酒在各种文学作品中，常用来表达人物思想、情感、人生态度、生活情趣等，还能淋漓尽致地抒发人物的情感，包括爱国之情、思乡之情、友情、亲情等。如武松醉打蒋门神、史湘云醉酒卧青石、李白斗酒诗百篇等。

同学们可以思考一下，曹操《短歌行》中的“何以解忧，唯有杜康”，是想借酒表达怎样的情感？

生活实践

中国古代文学作品中有许多与中医药文化息息相关的经典环节，重读经典，可以帮助我们更好地掌握中医，并印证其自古以来就是民间生活中不可或缺的一部分。

请同学们重新翻看一下四大名著，尝试从中医学的角度找寻其中更多的中医药知识。

知识链接

抑郁症

抑郁症是很多文学作品中常常会描述的一种症状，用来丰富人物性格，推动情节发展。如《红楼梦》中的秦可卿，就是一位典型的抑郁症患者。抑郁症在中医学中属于情志类疾病，多由情志异常导致，如日常生活中出现的经常性的情绪低落或者遭受某种重大事件的刺激等，都可导致抑郁症的发生。中医注重整体治疗观念，在对抑郁症患者进行施治时，多从疏肝解郁方面施治，同时还考虑其他方面的情况，如饮食、睡眠等。

第四节 武侠世界中的中医药

「事了拂衣去，深藏身与名。」这是诗仙李白《侠客行》中的诗句，以雄浑苍劲的笔力颂扬了侠士为民排忧解难、不图名利、重承诺的高尚人格。

「侠之大者，为国为民」，侠的这种精神影响了一代又一代的中国人，所以有人将武侠称为「成年人的童话」。

「医乃仁术」，被行医者奉为圭臬。武侠小说与中医药的紧密关联，不仅表现在小说为读者呈现了各种救伤续命的神奇良药和传奇色彩的救治方法，更在于彰显了传统文化「以和为贵」的理念，带给读者的审美感悟和心灵启发依然是以「仁」为本的中华民族精神。

知识探究

有人的地方，就有江湖；有江湖就有恩怨，有恩怨就有悲欢离合，就有死伤，有死伤就必然有医术。可以说，缺少了中医的武侠小说是不完整的。

一、武侠小说中的经络学

经络学说是中医理论的重要组成部分，用十二经脉、十五络脉、奇经八脉等组成一个完整的网状结构系统，维持人体正常的生理功能。

经络学常常成为武功，尤其是内家功法的理论基础，所以在小说中用大量文字对经络腧穴学的基本知识进行详细而精彩的介绍：

“当下随手拿起一个泥人，见泥人身上绘着涌泉、然谷、照海、太溪、水泉、太钟、复溜、交信等穴道，沿足而上，至肚腹上横骨、大赫、气穴、四满、中注、肓俞、商曲而结于舌下的廉泉穴，那是‘足少阴肾经’，一条红线自足底而通至咽喉。”

以腧穴学说为基础的点穴法作为武术技击的重要技术方法，在小说中得到了充分的表现，并进行了艺术加工，成为难学难练的绝学，如黄药师的“弹指神通”“兰花拂穴手”、大理段氏的“一阳指”“六脉神剑”等。

二、武侠小说中的药物学

行走江湖，危险常不期而至，所以随身携带救治的药品十分必要。在中医常用剂型中，有汤、丸、散、丹、膏，其中的丸、散、丹、膏一旦制作完成，能长期保存，同时携带方便，可以随取随用，所以这些剂型在武侠小说中出现的频率非常高。这里简单介绍武侠小说中常见的中成药。

九花玉露丸：“搜集九种花瓣上清晨的露水，知道调配这药丸要凑天时季节，极费工夫，至于所用药材多属珍异。”服后补神健体，延年益寿。丸剂在日常生活中很常见，大部分中成药都是丸剂，如六味地黄丸、逍遥丸、保和丸。

黑玉断续膏：“西域金刚门疗伤接骨的无上圣药”，断骨续接，疗伤佳品。膏剂也是中医常用剂型，一般分外用与内服两种，外用如狗皮膏，内服如龟灵膏。

十香软筋散：无色无香，药性一旦发作便全身筋骨酸软，虽行动如常，但无丝毫内力。散剂具有制作简单，易保存携带的特点。现在常见的有云南白药、冰硼散。

生生造化丹：续命神丹，“服此丹可延命九年，再服无效”。在生活中，可以见到天王补心丹、紫雪丹、至宝丹等。

在武侠作品中，为了凸显大侠的精神和本领，作者常常采用夸张的艺术手法夸大这些药品的功效与作用，而在现实生活中没有这么神奇的药物。

三、武侠小说中的仁心仁术

侠之大者，含灵救苦；医为侠道，进无止境。“医乃活人之术，故医者，非仁爱之士，不可托也。”在现实中，医者需要有恻隐之心，以救死扶伤为己任。在武侠的世界中，这种精神升华得更为纯粹。武侠中的名医，重情重义，他们心存助人救人的高尚情怀，刻苦钻研医术，以身试药，不惧中毒；对复杂的病情，殚精竭虑，一晌白头，甚至以自己的性命为代价来破解“不能解”之毒。

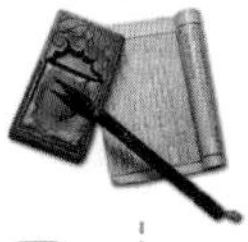

文化思索

文化思索

“卧似一张弓，站似一棵松……外练筋骨皮，内练一口气。”中华武术是中华文化的瑰宝之一，也是武侠小说赖以创作的现实基础。

中华武术是中国非物质文化遗产的重要组成部分，是以中国传统文化为基础、阻止（止）战争（戈）的技术。其中包含了自强不息、厚德载物、天人合一、崇尚自然、和谐尚中、兼容并包等中华民族精神。

中华武术的一大特色，便是与中医药的有机结合。“古代凡习武之人，多少懂点中医的道理”。武术主要用于强身健体，通晓医理有助于更好地发挥武术的功效。

请思考怎样保护中华武术等非物质文化遗产。

生活实践

笑穴

在小说中，常常有人被点了笑穴后，会忍不住大笑。但在腧穴学中没有“笑穴”，也没有点中让人大笑不已的穴位，但有点按可以止痛的穴位。

按合谷穴可以缓解牙痛，是治疗下牙齿疼痛的特效穴。

合谷穴的位置：食指拇指并拢，虎口处出现隆起肌肉，状若山丘，往后走为山谷凹陷处。

同学们可以相互找一找合谷穴的位置，并试着练习一下。

知识链接

太极拳，国家级非物质文化遗产。太极拳是以中国传统文化的太极为核心思想，融合武术、中医、导引术形成的一种柔和、缓慢、轻灵、刚柔相济的中国传统拳术。太极拳既可技击防身，又能增强体质，达到疏经活络、调和气血、调养脏腑、强筋壮骨、延年益寿的功效。

太极拳流派众多，招式繁杂，不适合普通人修习，简化后，去难存易，形成二十四式简化太极拳，简单易练，适合大多数人练习。

第三章

独到的中医理念

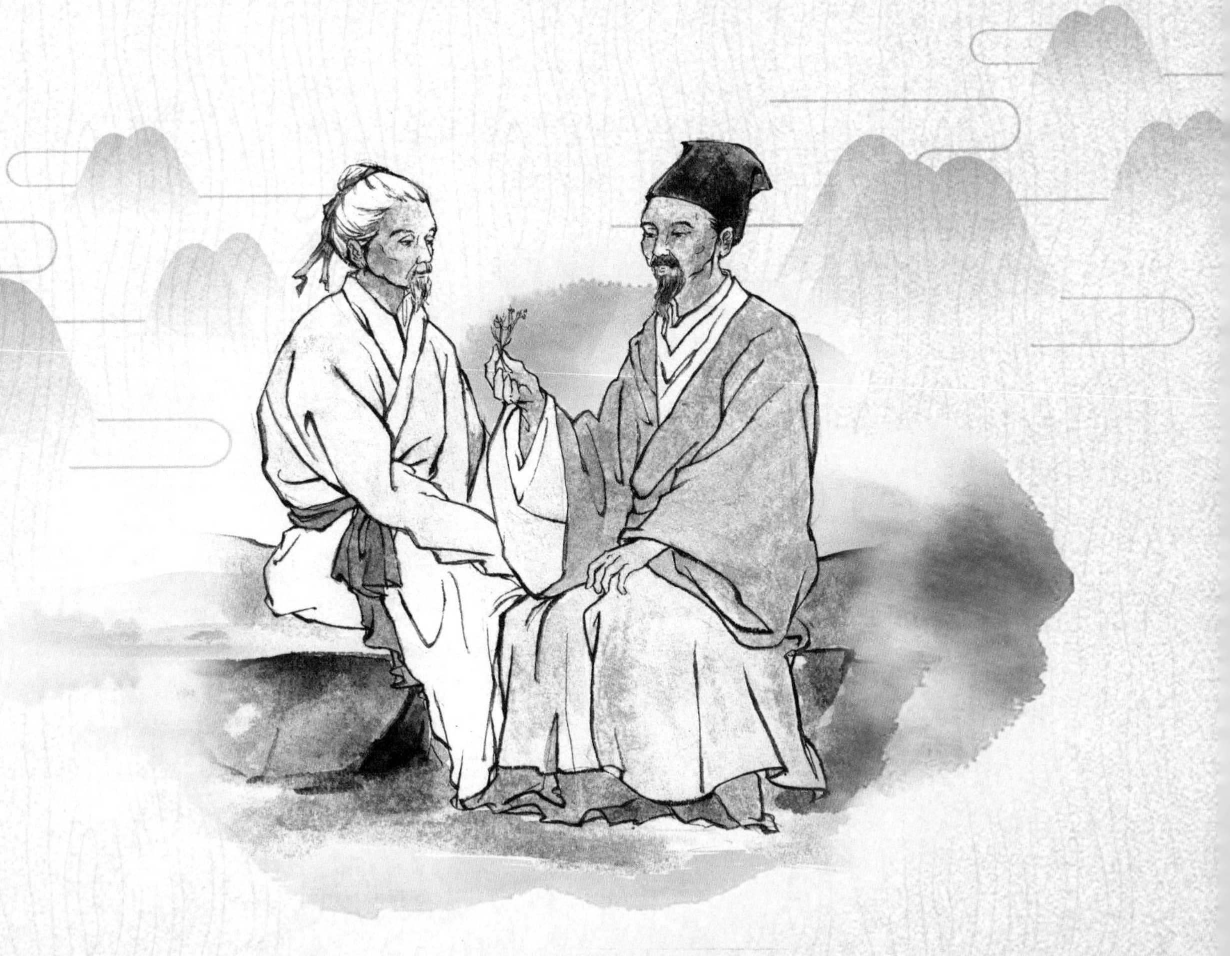

在中国传统文化的哺育下，中医学形成了独特的思维模式、理论特征和临床经验。藏象和经络是中医学对人体结构、功能的基本认识，构成了中医理论的核心。辨证论治是中医学认识疾病和处理疾病的基本原则，是中医有别于西医诊疗的特征之一。独到的理念赋予了中医学旺盛的生命力，使其至今仍发挥着无可取代的重要作用。

第一节

人体脏腑功能模型——藏象学

“一斗之胆撑脏腑，如磥之筋碍臂骨。”这是唐代诗人施肩吾《壮士行》里的诗句，形容壮士身形魁梧，无所畏惧的魄力。诗人用“胆”比喻勇气，用“一斗之胆”说明勇气非凡，把身体内其他“脏腑”挤得没有地方。“脏腑”是指心、肝、脾、肺、肾、胃、肠、胆、膀胱等人体内的重要器官。那么，中医是如何认识人体脏腑的呢？

知识探究

一、什么是“藏象”

“藏（zàng）象”两字首见于《黄帝内经》的《素问·六节藏象论》。“藏”的含义一般来说有两种：一是指人体内脏。在《黄帝内经》成书的秦汉时期，还没有“脏”这个字。“藏”是指具有一定形态的组织器官，如五脏六腑，后来人们创造出“脏”字来专指内脏。二是有藏（cáng）匿、隐藏之意，用来说明内脏藏匿于人的躯体之内。

“象”的含义也有两种：一指形象、形态，也就是通过解剖所观察到的内脏的外观形象。二指征象，即人体内脏的生理功能活动和病理表现显现于外的各种征象。

因此，“藏象”的含义，既指藏于人的躯体之内，具有一定形态的内脏组织器官，又包括了这些内脏器官生理病理活动表现于外的征象。中医主要通过外在的功能之象及其相互联系，来认识并界定人体的内在脏腑，因此，相对于实体器官而言，它更多的是一种功能模型。

二、脏腑的功能

在《黄帝内经》的《素问·灵兰秘典论》中，把人体比作一个国家，脏腑在“国家”担当不同的职务，负责各自的工作，共同治理国家，来维持人体生命活动。

“心者，君主之官也，神明出焉。肺者，相傅之官，治节出焉。肝者，将军之官，谋虑出焉。胆者，中正之官，决断出焉。脾胃者，仓廪之官，五味出焉。大肠者，传道之官，变化出焉。小肠者，受盛之官，化物出焉。肾者，作强之官，伎巧出焉。膀胱者，州都之官，津液藏焉，气化则能出矣。”

这段话形象地说明了各个脏腑的功能及脏腑间的相互关系。心好像是一国之主，主宰人体精神意识思维活动，协调各脏腑的生理功能。肺是宰相，辅佐着心这位“君主”，调节全身之气的变化。肝像将军一样，运筹帷幄，决胜千里。胆有些像法官，作出公正的决断。脾和胃如粮仓管理员，食物依靠脾胃消化、吸收和运输。大肠好像是清洁工，负责运输食物的糟粕，将其排出身体外。小肠接受胃初步消化后的食物，进一步消化吸收。肾犹如主管人体运动与神思技能的官员。膀胱似管理水库的官员，蓄藏尿液，并通过气的作用排出体外。

治理一个国家，既需要君主的智慧，又需要各级官员各负其责、密切配合，这样国家才会繁荣昌盛。在人体中也是同样的道理。五脏六腑之间，既要分工明确，又要相互配合，这样才能共同维持人体生命活动，保证身体健康。

文化思索

心主血脉，主神志

现代医学认为，心脏的主要功能是推动人体的血液循环。但中医学认为，心的功能不止有掌管血脉的功能，还有管理人的精神意识的作用。

在中医中，为什么心还有“主神志”的作用？

生活实践

“肝开窍于目”。肝的功能正常，则双目有神，视物清晰；如果肝的阴血不足，容易出现两目干涩昏花，视物不清的症状。

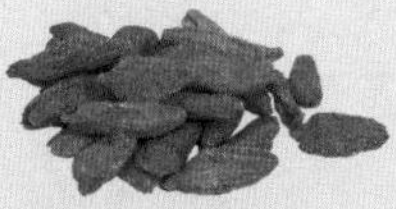

观察身边的同学、家人是否因用眼过度而眼睛干涩疲劳，泡杯枸杞菊花茶给他养肝明目吧！

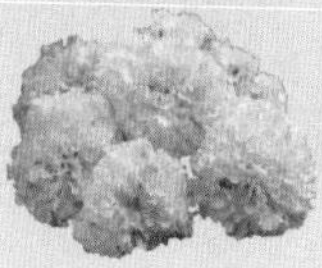

知识链接

人体脏腑功能模型与黑箱理论

人们在认识事物时，对有些事物的内部组成和结构无法理解，或不便于直接了解，这事物就被称为黑箱。黑箱理论是指在不打开黑箱的条件下，利用外部观测、试验，通过考察其信息输入和输出的动态过程，研究其特性、功能或行为方式，以推测或探求系统内部结构和运动规律的科学方法。

中医学通过“以象测脏”认识脏腑的生理病理功能，医生通过望、闻、问、切收集病人外部的相关信息，来判断体内脏腑的功能状况，这种“以象测脏”的中医学方法就是比较典型的黑箱方法的应用。

第二节

神奇古老的经络学

打开中国地图可以看到，蜿蜒的小溪缓缓流入江河，辽阔的江河最终汇入浩瀚的大海。由涓涓细流到波澜壮阔，正是人体经络的最好写照。江河湖海运输水流，经络运输人体气血。气血是各种信息的载体，经络也就成了人体气血、信息通行的特殊网络系统，遍布全身，沟通表里，把人体各个部分联结成一个统一的整体。

知识探究

一、什么是经络

经络学是中医学中独有的理论，是中医学对人体生命现象认识的独特贡献。经络是由诸多经脉与络脉组成的复杂网络系统。我们知道，人身体里有血液循环系统，如果说血管组成的网络像铁路网，那么经络就好像公路交通网络。

在这张经络大网中，有高速公路——“经脉”，为主干道。“经”有路径、通过之意，同时也像经线，有“纵线”的意思，“经脉”就是人体内部贯穿上下的通路。这样的通路一共有 12 条，统称为“十二正经”，每条经脉都与特定脏腑相连。也有国道——“络脉”，为辅干道，一共有 15 条“大络”。还有省道、县道、乡道、村路等其他通道，这些细小的分支不可尽数，统称为“孙络”“浮络”。经、络在人体内纵横交错，外连肌肤、内接脏腑，形成密密麻麻的联通之网，也就是经络系统。

二、经络的功能

在国家中，公路是连接城市的纽带，利用公路运输的物资是城市正常运转的保障。

同样，在人体中，经络是脏腑与脏腑、脏腑与五官九窍、肢体的肌肉皮肤等组织信息联系的通道，经络中流动的气血不仅能将营养物质输送到全身各脏腑组织营养人体，同时也能传递信息，以协调人体各脏腑组织的功能活动。

经气在经脉中循环贯注，通过一定的留注次序将营养物质输送到全身。

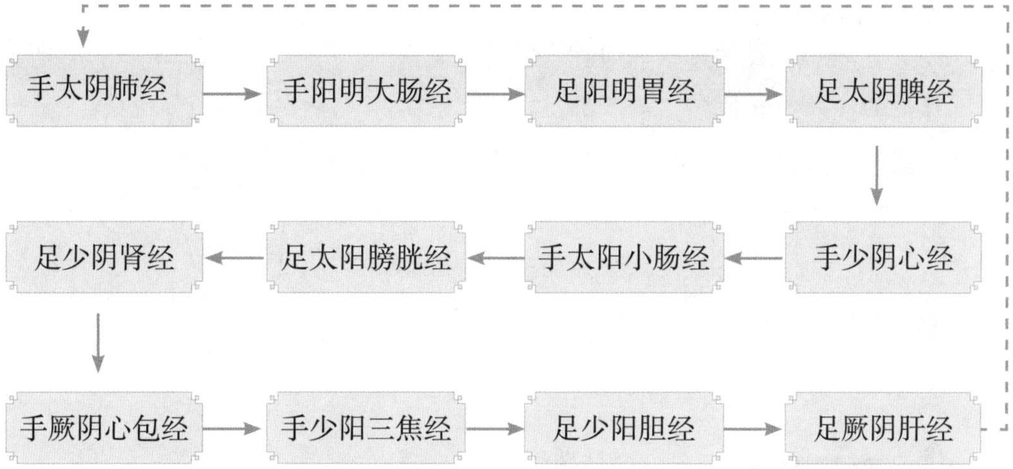

十二经脉循行图

三、腧穴

在经脉上有经气出入、输注的孔道，称为腧（shù）穴，也叫穴位。腧穴内连脏腑经络之气，外连体表，通过经脉与脏腑之间有着重要的联系。因此，腧穴具有反映机体病痛、感受刺激和表现疾病信息等功能，也可以通过针灸相应腧穴来达到治疗疾病的目的。

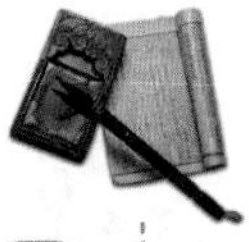

文化思索

通则不痛，痛则不通

《黄帝内经》中说：“经脉流行不止，环周不休，寒气入经而稽迟……客于脉中则气不通，故卒然而痛。”

这就是中医常说的“通则不痛，痛则不通”。同学们知道这是为什么呢？经络在其中又起到什么样的作用呢？

生活实践

腧穴不仅有治疗疾病的作用，还有防病保健的功效。如按摩“足三里”穴，有助于促进脾胃功能，长期按摩或艾灸还能增强体质，延缓衰老。

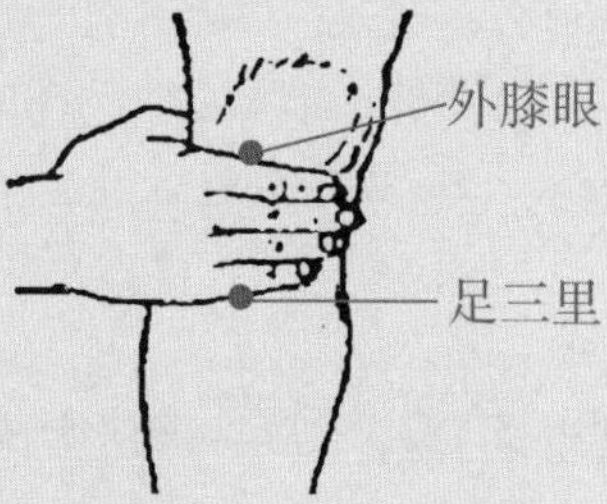

同学们，找一找足三里穴的位置，给父母做一次中医按摩，一起加入中医养生保健的行列吧。

知识链接

宋天圣针灸铜人是宋代医学教学模型，天圣五年（1027 年），在尚药奉御官、针灸专家王惟一主持下制作完成。铜人系青年裸体式，长短大小与真人相同，体内装配五脏六腑，与真人生理结构一致，四肢及内脏均可拼拆。外表刻有 354 个穴位，旁用金字标明穴位名称，不仅可以应用于针灸学，也可以应用于解剖学。宋代每年都在医官院进行针灸医学会试，会试时将水银注入铜人体内，将铜人体表涂上黄蜡完全遮盖经脉穴位，应试者只能凭经验下针。一旦准确扎中穴位，水银就会从穴位中流出。医学史书把这一奇特的现象称为“针入而汞出”。

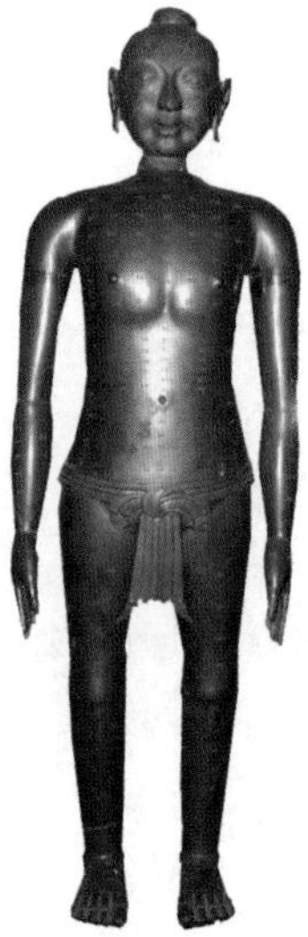

陕西中医药大学医史博物馆馆藏针灸铜人（仿清太医院铜人）

“宋天圣针灸铜人”是世界上最早铸成的针灸铜人，开创了世界上用铜人作为人体模型进行针灸教学的先河，是举世瞩目的稀世珍宝。

第三节

治病求本的辨证观

据《三国志·华佗传》记载，三国时期有两个官员都患头痛、身热，同时请华佗看病，华佗经过仔细望色、诊脉，开出两张不同的处方。两人回去按方服药，病很快都好了。两人非常纳闷，华佗解释道：两人的病症虽然相似，但是病因不同，所以治疗方法也不一样。在这个故事中，华佗通过仔细诊察，具体问题具体分析，针对引起头痛的不同原因采用不同的治疗方法，自然能够见效。

知识探究

一、治病求本

治病求本，指在治疗疾病时，寻找出疾病的本质，并针对其本质进行治疗。明代李中梓在《医宗必读》中曾形象地比喻治病求本的重要性："本之为言，根也、源也。世未有无源之流、无根之木。澄其源而流自清，灌其根而枝乃茂，自然之经也。"治病求本是贯穿中医治疗学始终的重要观念。治病一定要透过现象抓本质，针对疾病的发生原因、部位、性质等病机进行治疗，不然只能是头痛医头、脚痛医脚，很难彻底治愈。

二、辨证论治

辨证论治，是中医学对疾病的一种独特的研究和处理方法，是中医学最基本的特点之一，是中医学的"具体问题具体分析"。

"证"是中医学的独特概念，指疾病状态下一组高度关联的症状、体征。辨证就是通过对望、闻、问、切等诊法所收集的资料、症状的分析综合，辨清疾病的原因、性质、部位及邪正之间的关系等，最后判断为某种类型的证。论治就是根据辨证的结果，确定相应的治疗方案。辨证论治是理（理论）、法（治疗原则、方法）、方（方剂）、药（中药）在临床上的具体运用。

三、治病求本的辨证观

"辨证论治"是辨疾病的本质进行治疗，是"治病求本"理念最为直观的体现，是中医有别于西医诊疗的特征之一。"治病求本的辨证观"告诫医者，在错综复杂的临床表现中，要探求疾病的根本原因，辨清疾病当下的"证"，来确定正确的治疗方法。

“治病求本的辨证观”也指导着我们的学习生活。在遇到困难时，表面的现象如同疾病最先表现出的症状一样，常常最容易被发现，也容易迷惑我们的双眼。但是我们要去认识它的内在本质，只有拨开浮云，依靠联系、发展、全面、辨证的观点去理性分析，透过现象看本质，抓住问题“本”之所在，最终才能针对根本问题有的放矢，获得最佳效果。

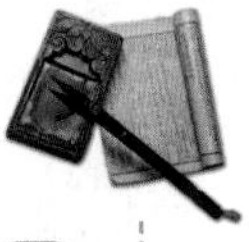

文化思索

中医中的“标”与“本”

“标”指树枝的末梢，引申为事物的表面或枝节；“本”指草木的茎或根，引申为事物的根本或根源。明代名医李时珍编写的《本草纲目》中说：“急则治其标，缓则治其本。”是中医标本理论最好的总结。面对疾病，如果只从表面上、枝节上加以治疗，不从根本上加以解决，则“治标不治本”，永远不能真正地切断病源，根治疾病。

生活实践

前面学习了辨证的重要性，下面简单练习一下感冒的辨证。感冒为常见多发病，一年四季均可发病，以冬春季为多。轻型感冒虽可不药而愈，重症感冒却会影响工作和生活。

风寒感冒与风热感冒是两种常见的中医证型，请同学们根据下面的症状表现，注意观察自己或其他同学生病时的表现，来确定所患感冒是哪一种证型。

风寒感冒与风热感冒的症状表现

风寒感冒	发热轻	非常怕冷	不出汗	喉痒	鼻塞声重	鼻涕清、稀	痰白、清稀
风热感冒	发热轻	怕冷	可能出汗	咽喉疼痛	鼻塞喷嚏	鼻涕黄、黏稠	痰黄、黏稠

知识链接

整体观念

整体观念是中医学用联系的观点认识人体和诊疗疾病的思维方法：用联系的观点看待人体生命活动，认为人体是一个有机整体，构成人体的各脏腑、组织器官，结构上不可分割，功能上又相互协调、相互作用，病理上也相互影响；用联系的观点看待人体与环境的关系，认为人体与自然、社会环境均密切相关。因此，中医对疾病的诊治，不仅要考虑所患疾病，同时还要考虑病人的个体差异，以及他所处的自然、社会环境等，强调因人、因时、因地制宜。

第四章

生命的动力与卫士

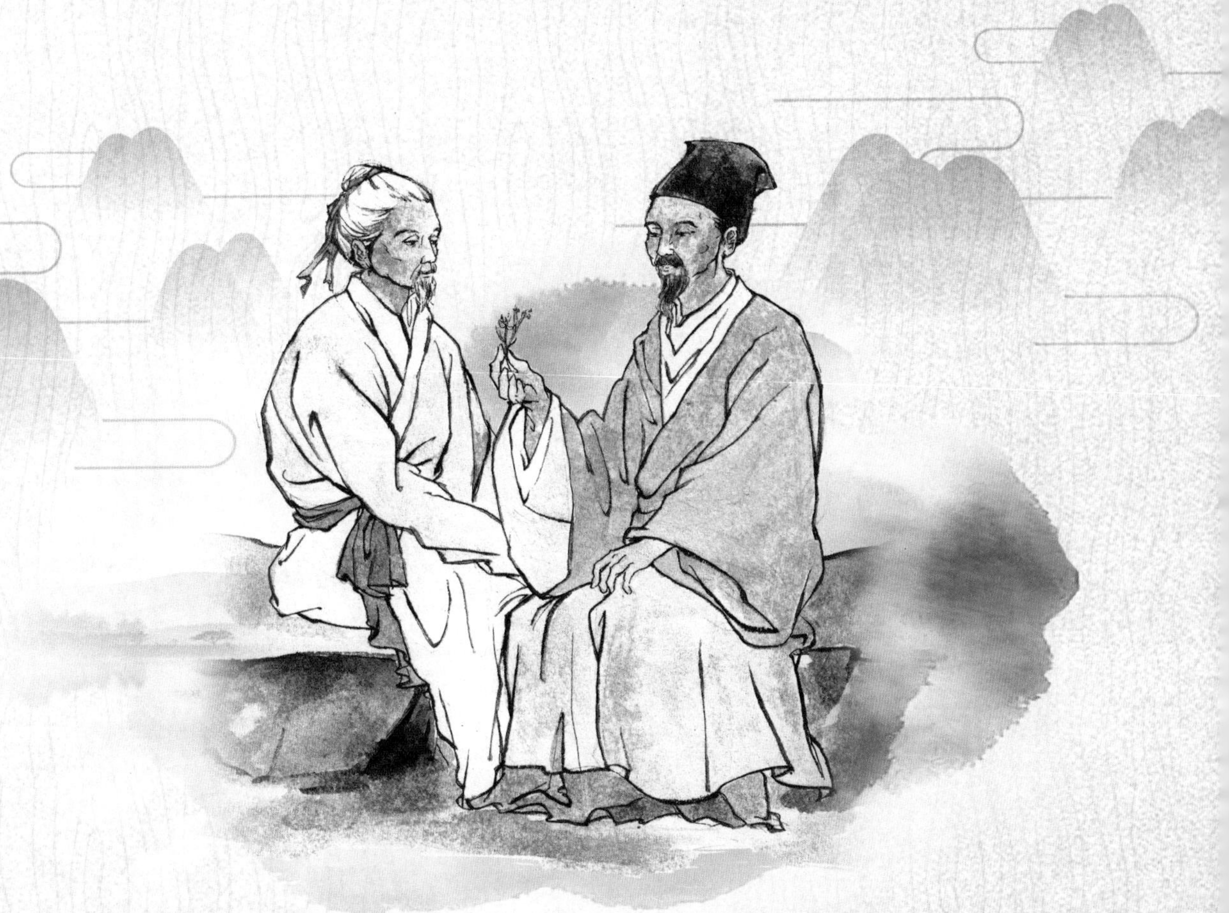

中医认为，人体是天地之气的产物，人体的功能活动无时无刻不靠气来维持。人体正气充足，恰似给身体外面套上一个金钟罩，可以抗御各种邪气，使人体不得病；人体内的阳气是生命活动的动力，符合“春生、夏长、秋收、冬藏”的自然规律。卫气分布在身体肌肤表面，好比人体的卫兵，负责抵御一切外邪，保卫人体的安全。人体内气的这几个功能虽然各不相同，但少了哪一个都不行。

第一节

不得病的秘密——正气

中国伟大的思想家、教育家孟子曾说「吾善养吾浩然之气」。所谓「浩然之气」，就是刚正之气，就是人间正气，是大义大德造就的一身正气。孟子认为，一个人有了浩气长存的精神力量，面对外界巨大的诱惑、威胁，才能处变不惊，达到「不动心」的境界，也就是孟子说的「富贵不能淫，贫贱不能移，威武不能屈」的高尚情操。中医中的正气就是保护人体、抵御外界疾病侵袭的能力。中国传统文化中对于「正气」的推崇，正是基于中医学「正气」对于人体抗病能力的认识。

知识探究

一、什么是气

“气”作为中医学解释人体生命活动乃至发病机制的概念，可以说具有物质、能量、信息的综合特性。从生理的角度讲，气是生成人体、维持人体生命活动的基础。根据气的生成来源、分布部位及其作用的不同，又分为正气、阳气、卫气等。

二、什么是正气

在日常生活中，有的人身体健壮，极少感冒；有的人则体弱多病，天气一变就发烧、咳嗽。人体发病与否的关键就在于正气的强弱。那么，什么是正气，它在人体中又有哪些功能呢？

正气，是指人体精、气、血、津液等生命物质和脏腑经络等组织结构的正常功能活动，以及在此基础上产生的各种维护健康的能力，包括自我调节能力、适应环境能力、抗病防病能力和康复自愈能力。正气的旺盛取决于脏腑经络功能的正常，以及精、气、血、津液等生命物质的充沛。

邪气是与正气相对而言的，泛指一切致病因素，包括来自外部环境的多种因素，还有来自体内的具有致病作用的因素。

三、正气的功能

人体中正气的功能主要为抗御邪气，祛邪外出，修复调节，维持脏腑经络功能的协调。邪气侵犯人体，正气必然与之抗争，正气充盛则抗邪有力，邪气难以入侵，发病时病情较轻。身体健壮之人感受外邪后多是此类情况，故《黄帝内经》中有“正气存内，邪不可干”之说。

正气强弱是决定发病与否的关键因素，对于疾病的发生、发展及转化起着主导作用。邪气之所以能侵犯人体导致发病，是由于正气虚弱，故《黄帝内经》有“邪之所凑，其气必虚”之说。

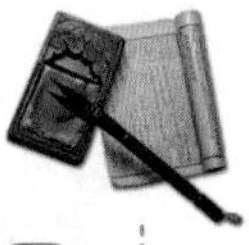

文化思索

内因与外因

从哲学方面来说，任何事物的产生、发展和灭亡，总是内因和外因共同作用的结果。外因是变化的条件，内因是变化的根据，外因通过内因而起作用。

中医学认为，气是构成人体和维持人体生命活动的最基本的物质。正气是人体发病的关键因素，邪气是人体发病的条件，疾病的发生就是正气和邪气相互作用的结果。

联系哲学中的内因与外因，想一想中医里的正气与邪气谁是内因，谁是外因呢？

生活实践

“正气存内，邪不可干。”正气充足，自然就不容易生病。日常生活中保护正气的具体方法有3个：

（1）“虚邪贼风，避之有时”：要根据天气变化及时增添衣物。冬季气温下降，昼夜温差大，更要注意防寒保暖。

（2）“食饮有节”：避免暴饮暴食、酗酒。饮食要均衡，不能偏食。同时要按时吃饭，养成良好的饮食规律。

（3）“起居有常”：作息要有规律，勤洗手、注意卫生，家中常开窗通风，尽量少到人多的地方去。

同学们认真学习理解后，可以更好地指导家人和自己享受健康生活。

知识链接

久病先扶正

《名医类案》中有这样一个病案：一位渔夫因为常年生食鱼虾，腹中寄居了很多寄生虫。多年来，寄生虫一直吸食消耗渔夫的正气，使得渔夫的身体变得越来越瘦弱，出现了神疲气倦、少语懒言、周身乏力等较为典型的正气虚弱的症状。医生看过之后，断定渔夫腹中有虫积。渔夫家人要求医生帮忙驱虫，可医生并未急于这样做。理由是，由于寄生虫在渔夫体内日久，导致病人的正气异常虚弱，如果此时下猛药驱虫，则正气更伤。最佳的治疗方案是，先服用健脾胃的方剂以恢复正气，等到正气恢复到一定程度，再进行驱虫消积。按照这个治法，渔夫很快便解除了病痛。

第二节

身体中的太阳——阳气

日月悬象，寒来暑往，太阳出入，给人带来无限的光明与温暖。唐代大诗人李白《日出入行》云：『日出东方隈（wēi），似从地底来。历天又入海，六龙所舍安在哉？』太阳作为一种意象，在中国传统文化中有着重要的地位，古代天文历法的制定无不以太阳的运动作为标准。作为中国传统文化重要组成部分的中医学，历来有『重阳』的理念，认为阳气好像自然界的太阳，在生命活动中起着极为重要的作用。

知识探究

一、什么是阳气

凛冬将至，万木凋零，北风呼啸，大家都感觉寒冷彻骨，这时如能喝上一杯温热的饮品，全身顿时会觉得暖和起来。这有些类似阳气的作用。

那么，阳气是什么呢？阳气是指人体内具有温煦、生发、气化、防御外邪等作用的气。万物生长靠太阳，人之生命活动则依赖于阳气。《素问·生气通天论》中提到“阳气者，若天与日”。人体阳气犹如自然界的太阳，是人体生命活动的动力源泉，故明代医家张介宾在《类经附翼·大宝论》中说：“天之大宝，只此一丸红日；人之大宝，只此一息真阳。”可见阳气在生命活动中的重要性。

二、阳气的生理功能

以太阳作为类比推理的模型，来推论人体阳气的作用：一是太阳给自然万物提供热量，阳气给人体提供热量，有温煦功能。二是太阳使地表水分蒸发，阳气在人体内也有蒸化水液的作用。三是认识人体阳气的昼夜节律变化。在一昼夜中，早晨太阳升起，人体阳气生发；中午时太阳直射地面，人体阳气最为充盛；下午太阳西沉，阳气随之衰退；夜间阳气潜藏内敛，此时人体已处于休息状态。这就是中医学“天人合一”观最直接的体现。

三、阳气的养护

在日常生活中，必须按照自然界阴阳消长变化，调整作息时间，以保持阳气的充沛及正常的消长。夜晚天地阳气潜藏之时，适当减少活动，以避免因过度活动消耗人体阳气而出现失调或虚弱。若违背阳气的节律变化，使人体阳气昼夜节律紊乱，功能失常，就会发生疾病。

文化思索

重阳节的由来

古人认为，四季气候变化源于阴阳的消长，而季节变化最容易造成人体不适和患病。因此在阴阳交替的重要时刻，设立节气，并采用不同方式、活动来提醒人们注意阴阳的转化。

农历九月初九，是我国传统的重阳节。古人认为，偶数为阴数，奇数为阳数，九月九日，日月并阳，两九相重，阳气最盛，故为重阳节。早在《吕氏春秋》就有记载，农历九月农作物丰收之时祭祖，以谢祖先恩德，反映了古人殷切希望消灾避祸、延年益寿的美好愿望。后来重阳节被立为老人节。

生活实践

《素问·生气通天论》中说："阳气者，精则养神，柔则养筋。"

在生活中，经常会有一些耗伤阳气的生活习惯，比如在电脑旁久坐，出门就开车，夏天把空调温度调得过低，冬天怕冷而不开窗通风等。了解了阳气的重要作用，同学们仔细想一下，应该如何改变不良习惯，保护好我们体内的阳气呢？

知识链接

“天人合一”观是中国传统文化中最具本质意义的一大观念，也是中国人最基本的世界观。宇宙自然是大天地，人则是一个小天地，人和自然在本质上是相通的，因此人类的一切活动均应顺乎自然规律，以达到人与自然和谐。《道德经》说：“人法地，地法天，天法道，道法自然。”《黄帝内经》的天人合一观可以从两方面来探讨：一是从大的生态环境，即天地（大宇宙）的本质与现象来看“天人合一”的内涵，一是从生命(小宇宙)的本质与现象来看“天人合一”的内涵。

第三节

固守肌表的战士——卫气

中华文明源远流长，国人向来有居安思危的忧患意识，特别注重对边疆的守护，以维持人民的安居乐业。汉高祖刘邦的《大风歌》有云：「大风起兮云飞扬，威加海内兮归故乡，安得猛士兮守四方。」对于健康，也应该有忧患意识。健康时，注意固护卫气，因为人体的卫气恰如守卫边疆的战士，时刻防御着外邪的侵入。让我们一起来学习卫气在人体之中的作用吧。

知识探究

一、什么是卫气

“卫”，即保卫的意思，卫气，顾名思义，是具有保卫机体作用的气。卫气的生成与肺、脾、肾三脏有关。卫气源于肾气，是人体阳气的重要组成部分，故又有“卫阳”之称。卫气必须依赖脾胃消化吸收饮食营养补给，才能充分发挥其生理功能。卫气活动能力强，运行迅速，循行于经脉之外，分布在肌肤表面，时刻准备着防御邪气的侵袭。

二、卫气的功能

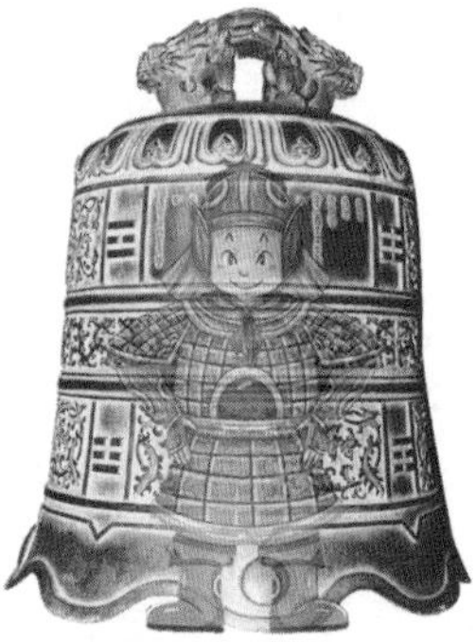
卫气如金钟罩

卫气的功能主要有 3 个方面。第一，卫气最主要的功能是护卫肌表、抗御外邪，这也是卫气命名的依据。卫气布散于肌表，抵抗外来的邪气，使邪气不能侵入人体，也是正气防御功能的体现。第二，卫气流布于体表乃至周身，产生热量，对肌肉、皮毛和脏腑，发挥着温养作用，使肌肉充实，皮肤滋润有光泽。第三，产热增加时，卫气控制汗孔开合，汗液得以排泄，维持人体体温相对恒定，保证了机体内外环境之间的协调平衡。

卫气的 3 个功能之间是相互联系、协调一致的。抵御外邪的入侵与控制汗孔开合的关系也很密切，若汗孔常开，汗液自出，则易于遭外邪入侵；汗孔常闭，则邪气难以侵入。在调节体温方面，卫气的温养功能与汗孔的开合密切相关，只有体温升高与出汗的体温降低之间不断地相互协调，人体的体温才能保持正常。如若温煦太过而汗出不及，则身热无汗；如若温养不及并汗出过多，则肤冷多汗。正如《黄帝内经》中所说：“卫气者，所以温分肉，充皮肤，肥腠理，司开阖者也”，就是对卫气 3 个功能的高度概括。

文化思索

卫气的作用

卫气是阳气的重要组成部分，卫气的运行、盛衰、消长与自然界阳气的消长变化有着相同的节律，同时又与人体的睡眠密切相关。《灵枢·口问》云：“卫气昼日行于阳，夜半行于阴，阴者主夜，夜者卧。”

请同学们查阅文献，了解卫气在人体睡眠中都会起到哪些作用。

生活实践

秋天凉风习习，许多人往往开着窗睡觉。人睡熟时，卫气是收敛于体内的，体表失去卫气的防护，风邪就会长驱直入，导致全身酸痛。所以，睡前一定要关好窗户，盖好被子，特别是保证腹部、头部不要受寒。

俗话说：“春捂秋冻，不生杂病。”同学试着从卫气的角度想一想，为什么这样做对身体是有益处的。

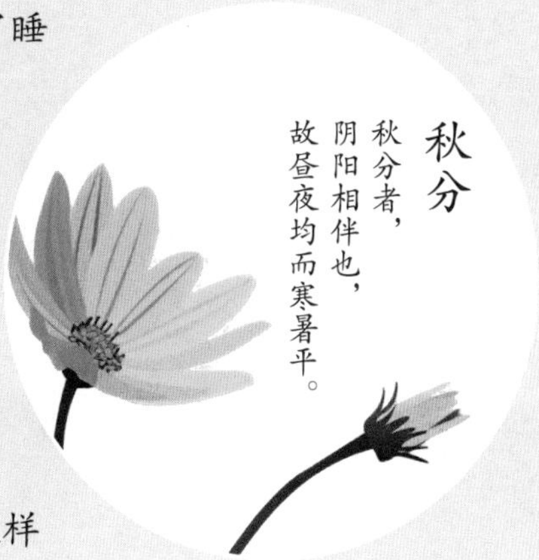

知识链接

守护卫气——玉屏风散

一般来说，卫气虚，卫气的保护作用也弱，所以卫气虚的人容易患感冒。

玉屏风散具有守护卫气、固护肌表、增加卫气的保护作用，可有效预防感冒，是体质虚弱者预防感冒等疾病的良方。

玉屏风散仅由防风、黄芪、白术（炒）3味中药组成。700多年来，玉屏风散一直是中医临床常用的经典处方之一。“玉”，有珍贵而坚固的意思；“屏风”，是室内门前挡风的家具；“散”，表示该药为散剂，由药物研磨成粉后均匀混合而成。玉屏风散像是给体质虚弱的人体内加了一面结实坚固的挡风墙，使风邪无法侵入。珍之如“玉”，倚之如“屏”，故名玉屏风散。

第五章

本草里的中药王国

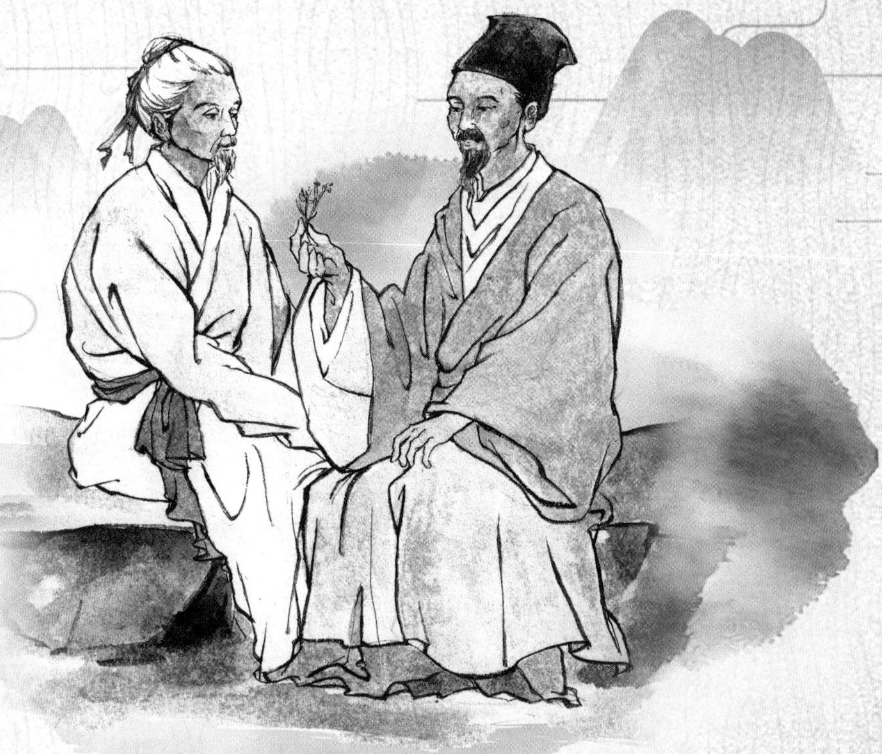

中药是我国劳动人民智慧的结晶，是中华民族优秀文化遗产中的瑰宝，人们习惯把以中国传统医药理论指导采集、炮制、制剂等，指导临床应用的药物，统称为中药。

中药以植物药居多，即“诸药以草为本”，所以古人习惯把中药称为本草，把记载中药典籍的中药学称为本草学。中药学不断丰富和发展，为保护人体健康、促进民族发展作出了重要贡献。

第一节

本草有个性——四气五味

古人常说『用药如用兵』，是说治病和打仗是一样的道理。病邪就像是敌人，药物是士兵，治病如同打仗。兵法上说『知己知彼，百战不殆』。『知己』就是知道每味药的药性，就像将军了解自己的士兵一样；『知彼』就是要知道疾病的病位和病性，也就是辨证的过程。这样用药，才能获得良效。像是不同的人有不同的脾气性格一样，每味药也都有它的气和味。那么，药性是什么呢？

知识探究

一、什么是四气

四气，是寒、热、温、凉 4 种不同的药性，又称四性，就像是一年中的春、夏、秋、冬一样，反映药物寒热、温凉的性质，是中药药性理论的重要组成部分。

夏天用来泡茶的栀子、莲子，在四气中属性是寒凉，所以在炎热的盛夏可以通过泡茶来解暑清热；羊肉在冬天吃起来会让身体暖暖和和的，在四气中就属温热性质。

药物的四气还可以再细化为“大热”“大寒”“微温”“微凉”，但依然是在“寒、热、温、凉”的四气范围之内。

四性以外还有一类平性药，是指药性的寒热界限不很明显、药性平和、作用缓和，如党参、山药、甘草等。一般来说，我们日常吃的食物的药性基本都是平和的。

二、什么是五味

五味是指药物有酸、苦、甘、辛、咸 5 种不同的药味，每一种药物都有属于自己的独特味道，比如黄连是苦的，枣仁是酸的，薄荷是辛的。

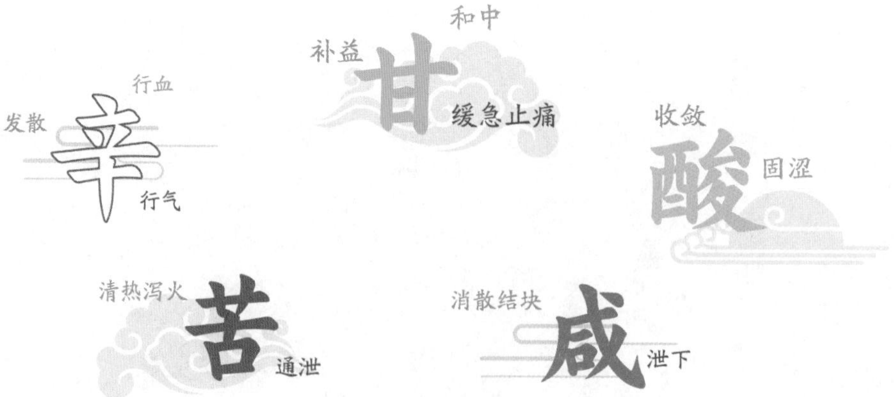

五味的作用

三、四气五味的作用

中药四气与五味理论的关系密不可分，一味药的药性是由气和味共同组成的，必须把四气和五味结合起来才能准确辨别药物的作用。

中药种类繁多，有气同而味异，有味同而气异，更有一气兼数味的药物。只有全面熟悉药物的气和味，才能更好地掌握药性。

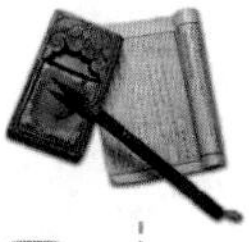

文化思索

四气五味与季节饮食

由于药食同源，所以不仅药物有四气五味，食物也有四气五味，只是食物的性味更为和缓，不同于药物性味那么强烈、单一。在 300 多种常用食物中，以甘味最多，咸味、酸味次之，辛味更次之，苦味最少。

日常生活中，根据食物的四气五味，在不同季节吃不同性味的食物，可以让我们的身体更好地适应季节的变化，维持人体与自然环境的和谐统一。如西瓜性味寒凉，在炎热的季节吃，可以消解暑气，清凉除烦。

同学们想一想，我们的饮食究竟是怎么与一年四季相统一的。

生活实践

陈皮是由采收新鲜橘子果实所加工而成的果皮。为什么不叫橘皮而叫陈皮呢？这是因为橘皮性味辛、辣、温，性较峻烈；陈皮性味辛、苦、温，行气力缓，故中医多以陈皮入药。

现在我们试着改变橘皮的性味，自己制备陈皮。制备方法：将准备好的橘子洗净擦干，剥下橘子皮；准备一口小锅，装入适量的水，将橘子皮放在小锅内用小火煮至橘子皮水沸腾；将煮好的橘子皮放在太阳下晒，直到橘子皮完全干燥，即可得陈皮。

知识链接

升降浮沉

在中药学理论中，除用四气五味说明药物的药性之外，还用升降浮沉对药性做进一步说明。

升降浮沉指药物作用的趋向。升是上升，降是下降，浮是向外发散，沉是向内收敛，就是指药物在机体内有向上、向下、向外、向内4种不同的作用趋向。

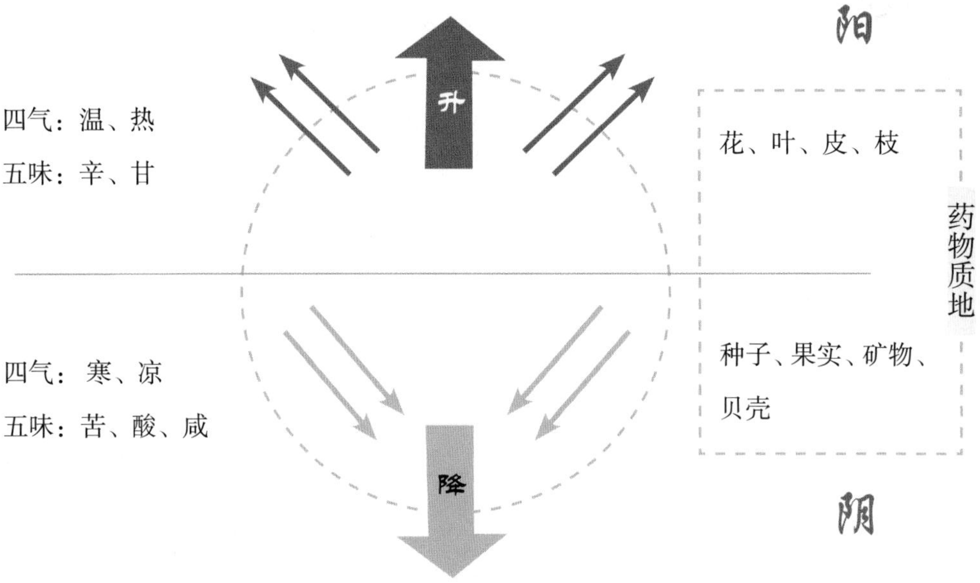

升降浮沉与四气五味及药物质地的关系图

第二节

协作的力量——药物配伍

俗话说：「一个篱笆三个桩，一个好汉三个帮。」就是说一个人的力量是有限的，但是组成团队，团结起来就能攻坚克难。面对复杂多变的疾病，只凭一味药是远远不够的，每味药物各有所长，也各有其短，通过合理、适当的调配，纠其偏性，抑其毒性，才能发挥最佳药效，取得好的治疗效果。就像「没有完美的人，只有完美的团队」一样，没有完美的药物，只有完美的药方。配伍就是构建药方的方法，那么，什么是药物配伍呢？

知识探究

一、什么是配伍

伍，有军队之意；配伍，就是组建军队，从众多药物中选择合适的，用来达到一定治疗作用的药物组合。

从中药的发展史来看，药物品种日趋增多，药性特点也不断明确。同时对疾病的认识逐渐深化，治疗用药也慢慢从简单到繁杂，出现了多种药物配合使用，逐步积累了配伍用药的规律，既照顾到复杂病情，又增进了疗效，减少了药物毒副作用。

二、药物配伍的作用

药物配伍应用在临床中极为广泛，历代医家都将药物伍用，使其起到协同作用，增强药效，从而扩大治疗范围，适应复杂多变的病情；或减轻甚至消除药物的毒副作用，抑其所短，专取所长，消除或缓解某些药物对人体的不利影响，以减少不良反应，使用药更有效、更安全。

三、药物的配伍关系

药物配合应用，就像人与人相处一样，相互之间必然产生一定的作用。根据不同作用，总结为7种关系，称为药物的“七情”，即单行、相须、相使、相畏、相杀、相恶、相反。

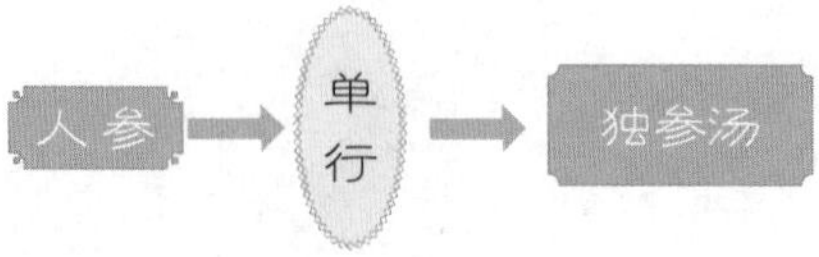

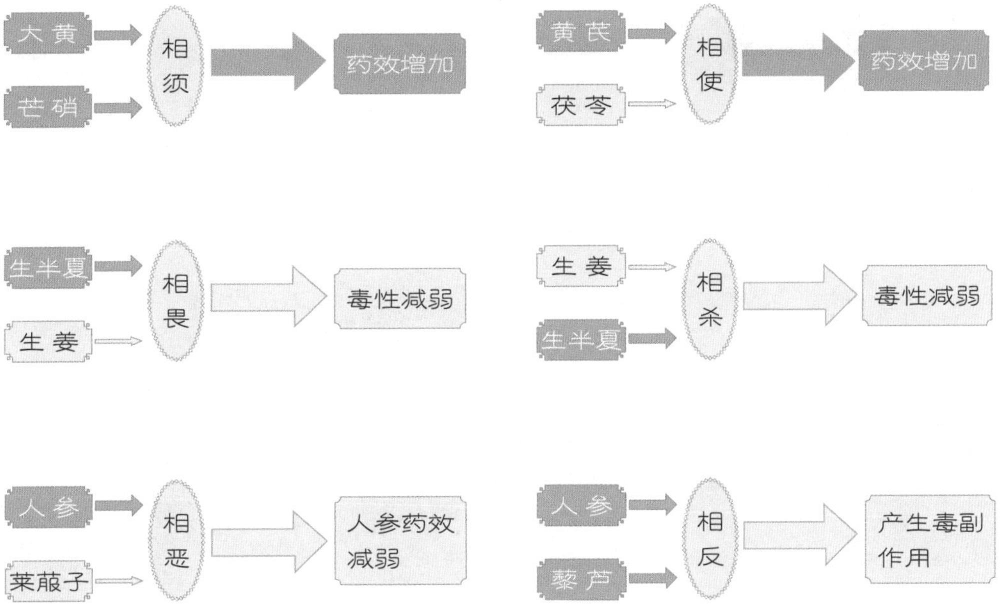

药物七情的示意图

文化思索

和而不同

《论语·子路》中孔子说："君子和而不同。"意思是指君子在人际交往中能够与他人保持一种和谐友善的关系，但在对具体问题有不同的观点时，可以保留意见，不必苟同于对方。

结合"君子和而不同"与药物的"七情"，思考一下，药物的七情与"和而不同"理论有哪些异曲同工之处。

生活实践

日常生活中若出现腿部抽筋、拘挛无力、眼皮跳动或腹痛、痛经等症状，可通过服用芍药甘草汤来调理。具体做法：取白芍药 30 克、炙甘草 10 克、白糖 30 克。将甘草、芍药润透切片，放入锅内，加水 1000 毫升，煎煮 20 分钟，滤去渣，在药汁内加入白糖拌匀，代茶饮用即可。

知识链接

十八反、十九畏是指不要将一些药物一起合用，因为这些药物合用会产生副作用。古人将药名编成了口诀，方便记忆传诵。

十八反

本草明言十八反，半楼贝蔹及攻乌。

藻戟遂芫俱战草，诸参辛芍叛藜芦。

乌头反半夏、栝楼、贝母、白蔹、白及；甘草反海藻、京大戟、甘遂、芫花；藜芦反人参、沙参、丹参、玄参、细辛、芍药。

十九畏

硫黄原是火中精，朴硝一见便相争。水银莫与砒霜见，狼毒最怕密陀僧。巴豆性烈最为上，偏与牵牛不顺情。丁香莫与郁金见，牙硝难合京三棱。川乌草乌不顺犀，人参最怕五灵脂。官桂善能调冷气，若逢石脂便相欺。大凡修合看顺逆，炮爁（lǎn）炙煿（bó）莫相依。

硫黄畏朴硝，水银畏砒霜，狼毒畏密陀僧，巴豆畏牵牛，丁香畏郁金，牙硝畏三棱，川乌、草乌畏犀角，人参畏五灵脂，官桂畏赤石脂。

第三节

华丽的变身——中药炮制

在很多动漫作品中，主角会变身：当遇到他人有危险时，主角会施展魔法，变身为一个超级英雄，解救遇到危险的人。在中医学中，也有这种魔法。当施展这种魔法后，动植物药材就会变身为中药饮片，成为医生手下的精兵强将讨伐邪气，战胜疾病。

这种魔法就是中药炮制技术。那么，什么是中药炮制呢？

知识探究

一、什么是“炮制”

中药材必须经过炮制，制成中药饮片之后才能入药，是中医药的一大特色。

中药炮制，简单说就是中药的加工技术，古时称“炮炙”，又称修治或修事，是中药学中的制药技术部分。在中医理论的指导下，对药物的自然属性施加影响，从而改变药物的性效，最大限度地满足临床需求，这种“施加影响”即指中药炮制。

二、中药炮制的目的与作用

中药炮制的目的在于降低或消除药物的毒性和副反应，缓和或改变药性，从而提高疗效，便于调剂、贮藏和服用，其核心是增效减毒。因为药性太寒会伤及人体的阳气，药性过热会损伤人体阴气，药性过苦会伤胃耗液，因此需要对药物的固有性能加以取舍，利用炮制适当地平衡药物的偏性。

三、中药炮制的方法

古代先民钻木取火，利用火加工食物，炮生为熟，去除腥臊，降低因误食有害动、植物而发生的呕吐、泄泻，甚至死亡等不良反应。

炮制最早被称为“炮炙”，是烹饪术语，后来经不断凝练提升，应用于中医药。人们对炮制的认识从简单的洁净药材，发展到用火炮生为熟，逐渐向降低毒性、增强疗效的方面转变提高。

中药炮制方法非常多，从简单初级的挑拣、剥离、清洗、切削开始，演变到炒、蒸、煮、煅、发酵等复杂、高级的方法，形成火制、水制、水火共制等工艺技术，还有增添辅料制法，如增添酒、蜂蜜、醋、盐、麦麸等辅料。

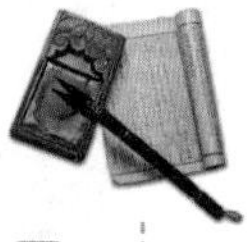

文化思索

中药与植物药

在全世界范围内，植物、动物、矿物类药物等天然药物曾经被用来治疗疾病，有些地区甚至也对这些天然药物进行加工后使用，但这些地区都没有形成系统的医学理论，也没有形成完备的药物加工方法。

中药的不同之处：①药物是在独特的中医药理论体系指导下应用的；②药物都经过一定的加工炮制，这样使用才安全有效。

同学们想一想，用来治疗疾病的植物药都是中药吗？

生活实践

同学们，了解了炮制的方法，下面我们就用山楂来练习简单的炮制。

山楂为蔷薇科植物山里红的干燥成熟果实，生活中处处可见。鲜山楂味酸，消食作用强，但生吃容易伤及脾胃，所以治疗积食时，应该用焦山楂：取净山楂，置于炒制容器内，中火加热，炒至外表为焦褐色、内部为焦黄色即可。此时味酸微甜，可缓和对胃的刺激性。焦山楂不仅酸味减弱，同时增加了苦味。

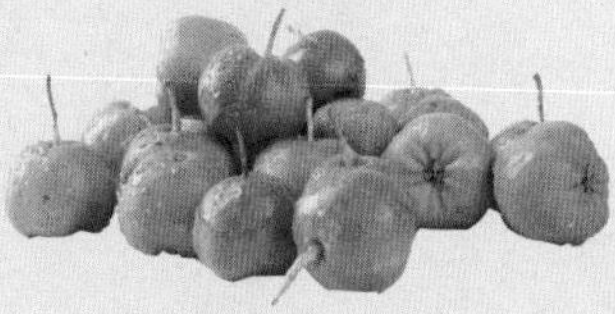

知识链接

几千年以来，中国不仅积累了丰富的炮制方法与技术，也发明了一套传统的炮制加工工具。炮制是中药传统制药技术的集中体现和核心，“饮片入药，生熟异治”是中药的鲜明特色和一大优势。中药经炮制后，不仅可以提高药效、降低药物的毒副作用，而且方便存储，是中医临床用药的必备工序。

2006年5月20日，中药炮制技术经国务院批准，被列入第一批国家级非物质文化遗产名录。

第六章

独特的中医疗法

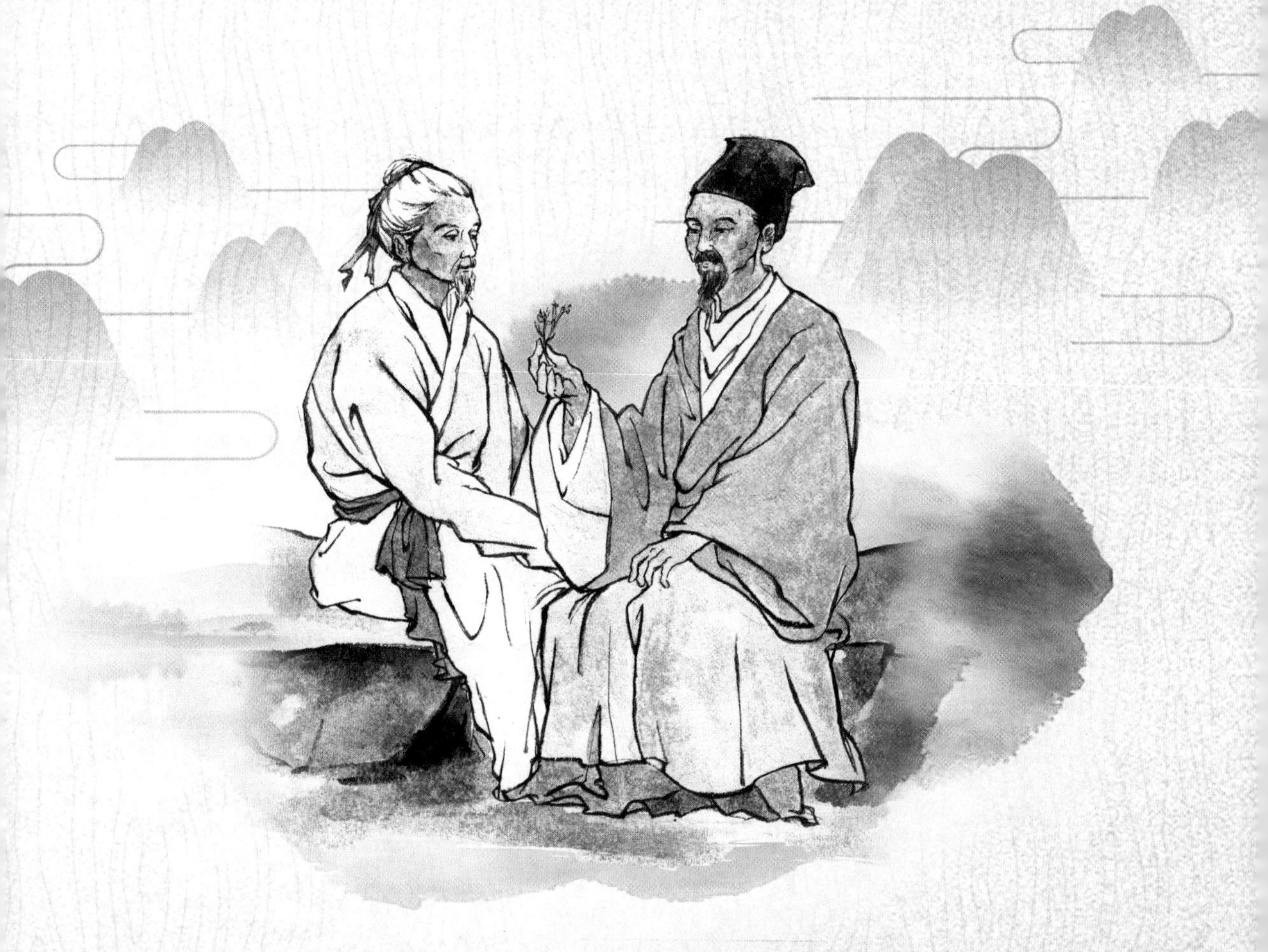

一提起中医治病，大家首先想到的很可能是一碗苦药汤。其实，中医的治病手段并非只有内服汤药一种。举凡针刺、按摩、艾灸、拔罐等，都包含在中医药基本体系之下，是理论完备，简便易行，疗效突出的治疗方法。在数千年的临床医疗实践中，它们发挥着不容忽视的作用，蕴含着独特的文化魅力。

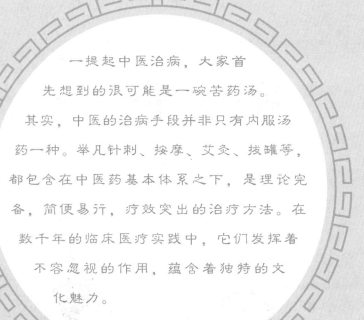

第一节

小小毫针能治病

有一年，孙思邈路过泾河，被一位白面书生拦住去路，书生说自己得了头晕、目眩、恶心的毛病，请孙思邈诊治。孙思邈发现书生的脉象与常人不同，书生无奈，告诉孙思邈说自己是掌管泾河的龙君，在和儿孙戏水时，被臭水灌喉，落下了病，听说名医孙思邈经过，特意前来求救。孙思邈听了龙君诉说的病情之后，取出金针，刺在龙君喉部，针到病除。龙君十分好奇，这小小的金针就能治好病。那么，临床上怎样判断针刺入穴位后是否起效了呢？

知识探究

一、什么是针刺疗法

针灸是针刺疗法与艾灸法的合称，是我国古代劳动人民创造的一种独具特色的医疗方法，也是中医学重要的组成部分。有操作方法简便易行、费用少，副作用小、治疗范围广、疗效迅速显著等特点。

针刺疗法，就是运用针刺相应穴位，以调节人体平衡状态，达到防治疾病的有中医特色的治疗方法。

二、历史悠久的针灸

新石器时代，砭石就是原始的针刺工具。先秦时期，名医医缓为晋景公治病时，指出“攻之不可，达之不及，药不至焉，不可为也”，“达”与“攻”指的就是针刺和火灸。

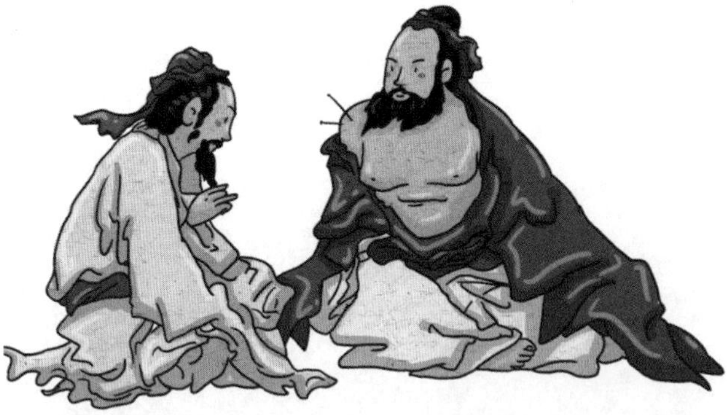

西汉时期，金属针代替了砭石。《黄帝内经·灵枢》的出现，奠定了针灸的理论基础，使针灸疗法加速发展。东汉、三国时期，皇甫谧（mì）的《针灸甲乙经》为具有完整体系的针灸专著，同时也出现了许多擅长针灸的医家，华佗就是其中之一。

三、针刺疗法起效——得气

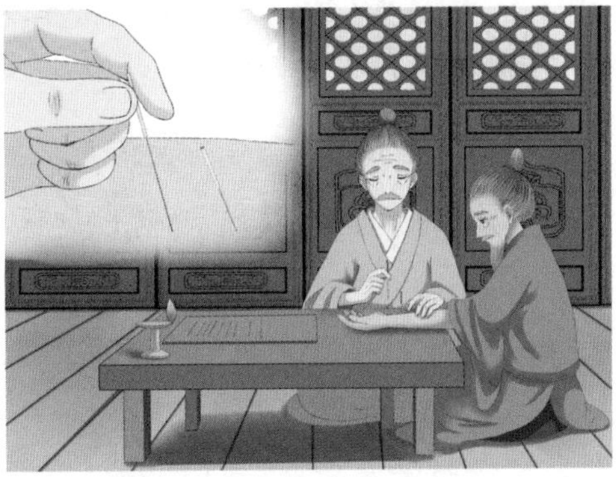

华佗不仅外科水平很高，也擅长针法。用针法治疗时，常常只针刺一两个穴位，下针的时候对病人说："针下的感觉会延伸到某个地方，如果到了，就告诉我。"病人说"到了"，他就立即拔出针来，病人很快就能痊愈。

华佗说的能传导到某个部位的感觉，就是"得气"，又称"气至""针感"。医生将毫针刺入患者的穴位，施行提、插、捻、转等手法，病人会产生酸、麻、胀、重等感觉，这种感觉沿着相应的经络路线向一定方向传导，同时，医生能体察到针下沉紧、涩滞等感觉。这些对针刺的感觉和反应，就是判断针刺得气的指征。当然，这种针刺所激起的机体感应，会随着各人的体质、病情和具体部位的不同而有所差异，难以用统一的要求来看待。

文化思索

1958年，上海第一人民医院首次在扁桃体摘除术中采用针刺双手合谷穴麻醉的方法，顺利完成了手术。2010年，"中医针灸"正式列入"人类非物质文化遗产代表作名录"，标志着中医针灸在人类医学发展史上的独特作用和突出贡献得到了国际社会的认同，为中医针灸在世界范围内更广泛传播和应用奠定了更加坚实的基础。

慢性疼痛、失眠、抑郁等病在西方国家十分常见，只能靠持续用药缓解症状，没有更有效的治疗方案。针灸疗法相比于西方的持续用药，其疗效显著、简单易学，受到了西方人士的认可。

随着针灸走出国门，"针灸热"席卷全球，针灸几乎成了中医疗法的代名词，可以说是中医药乃至中国文化走向国际的"领头羊"。

同学们想一想，自己能为针灸走向世界，甚至中国传统文化走向世界作出什么努力呢？

生活实践

一根细细的毫针就能治好疾病，是不是有点不可思议？是不是想尝试一下呢？

针法的使用有专业技术要求，实施难度也大，如要找准穴位，要掌握针刺的手法等。所以，可以试试简化的针刺疗法——拔罐疗法。

真空罐，即真空抽气罐，是抽气成真空负压状态的无火拔罐器具。拔罐疗法有疏经通络、行气活血、消肿止痛、祛风散寒等治疗效用。

罐附着于人体皮肤表面之后，停留5~15分钟，到施术部位皮肤潮红，或者出现皮下瘀血后再取下。起罐时，千万不要使劲拔，一定要打开进气阀后再取下罐具。

知识链接

“哎呀！”——阿是穴

“哎呀！啊！是这里，是这里了。”当按压病人身体的某个部位时，病人会感到特别痛，这个痛的地方就是阿是穴。

阿是穴源自《黄帝内经》“以痛为腧”的理论，孙思邈在《千金要方·灸例》中首先记载了阿是穴。

阿是穴，又称“不定穴”“天应穴”，一般位于病变的局部或附近，也可能出现在其他较远的位置。在针刺诊疗过程中，阿是穴不仅可以和其他穴位相配来治疗疾病，也能在疾病诊断、疗效判定等方面提供参考和借鉴。

第二节

养生得趣喜按摩

“流水不腐，户枢不蠹”，动以养形是中医养生的重要理论之一。传统的运动养生法包含导引、吐纳、按跷、武术等多种方法，其中的“按跷”就是现在所说的按摩，是我国传承已久的养生方法之一。那么，常见的按摩手法都有哪些呢？有没有一些可以轻松掌握的按摩方法呢？

知识探究

一、古老的按摩疗法

远古时代，人类因外伤引起肢体麻木、疼痛时，会出于本能地使自己或让同伴搓摩、按揉不适部位，以抵御寒冷、减轻伤痛。经过长时间的实践和不断的总结，这种自发的本能行为逐渐发展成自觉的医疗行为，形成了最古老的按摩疗法。

按摩，又称“推拿”“摩消”。是指在人体的穴位或一定部位，施行专业的手法，以柔软、轻和之力，循经络、按穴位，通过经络的传导调节全身功能，达到健身治疗目的的特色疗法，是中医学的重要组成部分。

按摩有疏通经络、营卫气血、调整脏腑功能、增强机体健康的作用，简便安全，疗效显著，一直被人们广泛应用。

二、按摩法的常用手法

常见的按摩手法有很多，现简要介绍3种常用手法。

（1）按法：是以拇指、掌根、肘部等部位，在一定的部位或穴位上逐渐向下用力按压，并停留一定时间的手法。常见的有指按法、掌按法、屈肘按法。指按法接触面小，适用于全身各部；掌按法接触面较大，适用于表面平坦、面积较大的腰背部、腹部等部位；屈肘按法作用力强，刺激性大，适用于肌肉发达丰厚的部位，如腰臀部。

（2）摩法：是以指面、掌面附着于施术部位，做节律性的环绕摩动的手法。操作时要求自然屈肘，腕部放松，带动手指、手掌协调运动。该法作用和缓轻柔，刺激性小，主要应用于胸腹、胁肋部。

（3）拿法：用大拇指与食、中指对施术部位的肌肉进行捏住—提起—放下的反复、连贯性动作。一般用在颈项、肩部、四肢等部位。

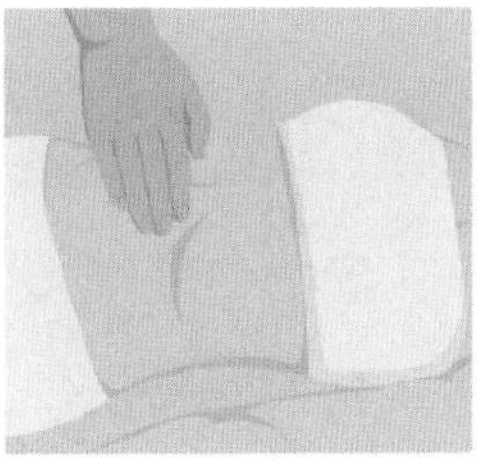

指振法

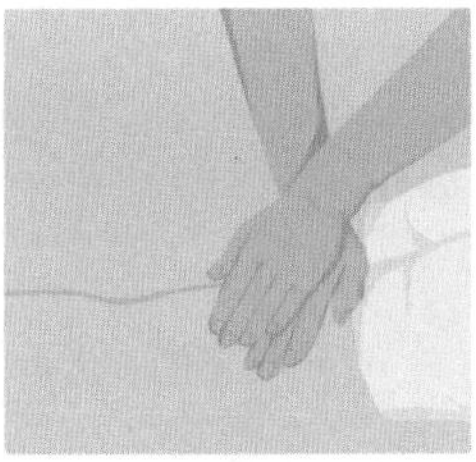

掌按法

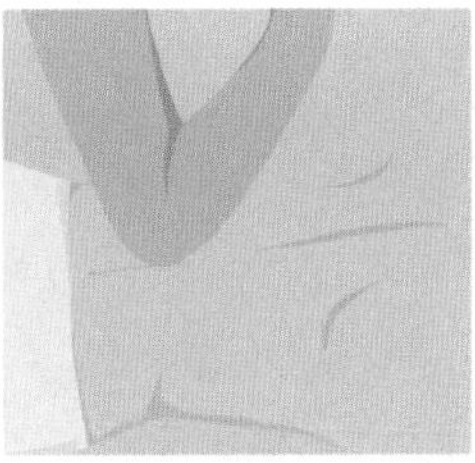

肘按法

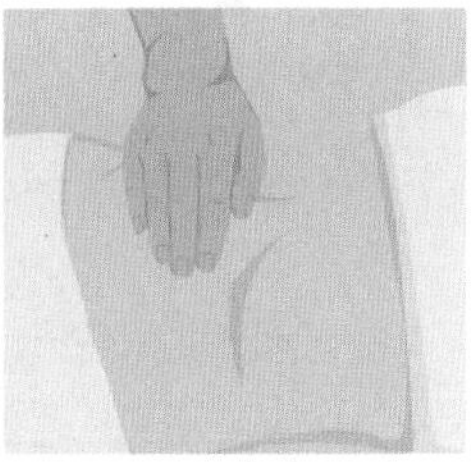

掌振法

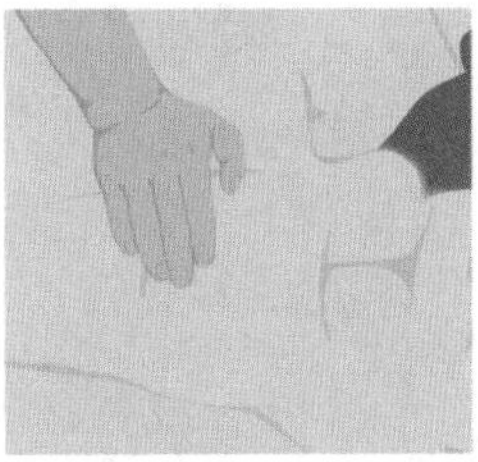

掌压法

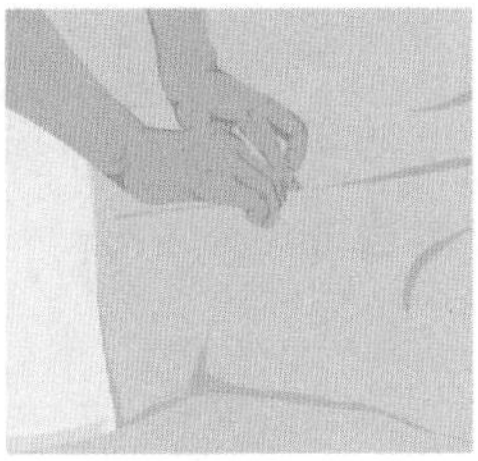

捏法

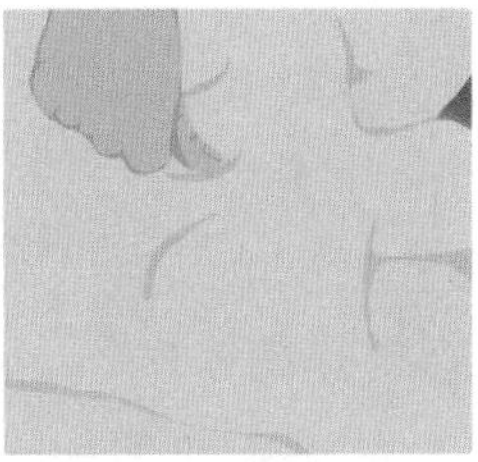

拇指指端点法

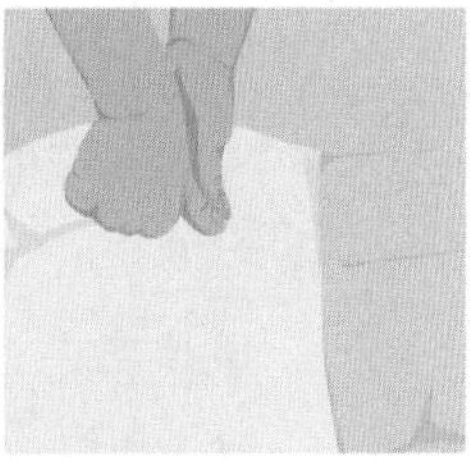

指按法

此外，擦法、点法、击法、搓法、捻法、掐法、抖法等也是按摩养生常用的手法，实际应用时，可以根据操作部位的不同灵活选用。

文化思索

形神共养的中医养生

中医养生讲究形神共养，动静结合，协调平衡，一方面主张流水不腐、户枢不蠹，倡导动以养形，如《吕氏春秋》所谓“动以养生，重在养形”；另一方面又秉持恬淡虚无，精神内守，强调静以养神，如《道德经》所言：“见素抱朴，少私寡欲。”

现代社会科学技术的高度发达，物质生活的极大丰富，使人们的出行更为便捷，体力工作大幅度减少，而社会竞争的加剧，人们需求层次的提高，又造成了精神上的过分紧张。想一想，中医动静结合的养生法，对于调节当代人的工作与生活，保持机体形神的健康有什么样的价值？

生活实践

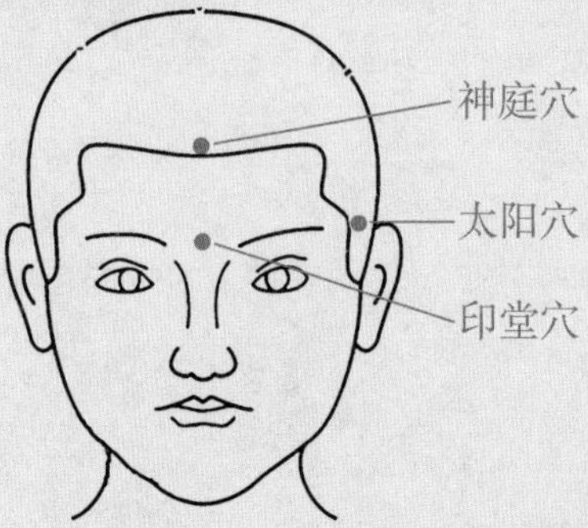

上完一天的课后，同学们可以按摩头面部的几个部位，来开窍醒神、明目醒脑，从而缓解精神紧张，减轻头昏、眼周酸痛等不适感觉。

揉印堂：中指点按印堂穴（两眉连线的中间）10 次，再按照顺时针、逆时针方向各揉 20~30 次。

揉神庭：拇指按揉神庭穴 30~50 次。

揉太阳：两手中指按揉两侧太阳穴，先顺时针，再逆时针，各揉 10~15 次。

推坎宫：两手拇指分推坎宫（自眉心到眉梢呈一直线）30~50 次。

知识链接

按摩的应用

按摩简单易行、经济实用，并且疗效显著，无副作用，所以应用越来越广。

（1）医疗按摩。是按摩的主要应用，通过按摩达到治病的目的。按摩不止可以治疗外科疾病，还可治疗内科疾病，对于慢性疾病、功能性疾病疗效甚好。

（2）保健按摩。是指通过按摩达到消除疲劳，调节体内信息，增强体质，健美防衰，延年益寿的目的。

（3）运动按摩。是按摩在体育运动中的应用，以调整和保护运动员良好的竞技状态，增进和发展运动员潜在体能，取得较佳的运动成绩为目的。国内外的一些实践表明，运动按摩对于运动员创造优异的运动成绩所起的作用和意义越来越重大。

第三节

艾灸一施疴速除

《孟子·离娄上》中说：“今之欲王者，犹七年之病，求三年之艾也。苟为不蓄，终身不得。”这句话的字面意思是：现在想统一天下的人，就好比已经得了7年的病，去求蓄积3年以上的艾草灸治一样，平时不施行仁政，那么终其一生也不能成功。

孟子在讨论治国施政，总结夏桀、商纣身死国灭的原因时，拿艾草治病来打比方，可见在春秋战国时期，熏艾疗疾、陈艾效佳已经深入人心。那么，在临床医疗实践中，艾灸法是如何操作的，又能发挥哪些治疗作用呢？

知识探究

一、什么是艾灸

艾灸，又称灸法，古称灸焫（ruò），是用艾叶制成的艾条、艾炷，点燃产生的艾热刺激人体穴位或特定部位，通过激发经络的活动来调整人体功能，从而达到防病治病的目的。艾灸是一种有中医特色的治疗方法，具有操作简单、成本低、效果显著等优点。艾灸作用机制与针法有相近之处，并与针法有相辅相成的治疗作用，所以一般合称为针灸。

用灸法治疗疾病，有久远的历史。自春秋战国时期就开始以艾绒为灸材实施灸法，并一直沿用至今。两晋唐宋都有灸法防病保健的记载，明代的灸脐保健成为时尚。比如杨继洲有“蒸脐”之法，是在神阙穴上间隔温补药物施灸，以培补元气、预防疾病、益气延年。

二、常用灸法

临床上常见两种艾灸法：艾炷灸和艾条灸。

艾炷灸：把艾炷直接或间接放在穴位施灸的方法，由此又衍生出直接灸与间接灸两种不同方法。

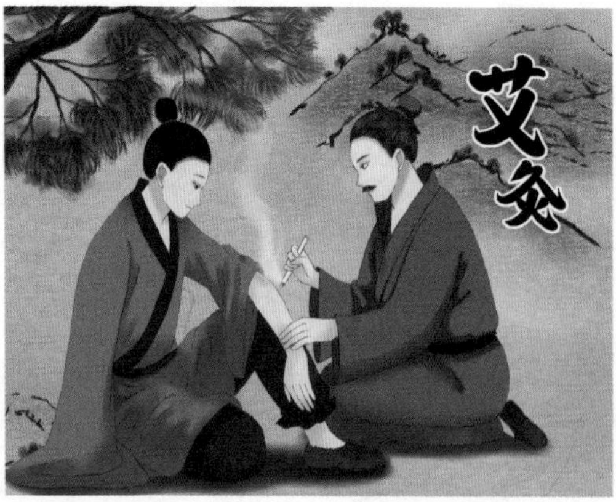

（1）直接灸：又称明灸、着肤灸，即将大小适宜的艾炷直接放在穴位皮肤上施灸的方法。

（2）间接灸：是在艾炷和皮肤之间垫上某种物质来施灸的方法。

艾条灸：指把点燃的艾条悬于施灸部位上方 2~3 厘米处进行操作的方法。

三、艾灸的主要作用

艾灸法主要是通过温热刺激及艾叶芳香温通的特性，来发挥如下 4 种作用：

（1）温通经络、散寒，促进人体气血的运行。适用于风寒湿痹、腹痛、寒疝等病症。

（2）行气活血、通络，增强人体的抗病能力。

（3）补虚固本，回阳救脱。可用于中风脱症、急性腹痛吐泻、痢疾等急症。

（4）防病保健，防病于未然。如长期灸关元、气海、神阙、足三里等穴位，可增强人体的免疫力，达到防病保健的作用。

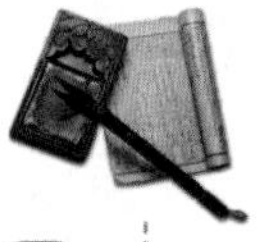

文化思索

端午插艾

俗语说：“清明插柳，端午插艾。”五月初五，端午佳节，民间除了有赛龙舟、吃粽子、吃茶蛋、采百药、佩香囊等习俗，还常在门楣、堂上悬挂艾叶，或将艾叶做成老虎的形状（称为“艾虎”）、编成花环佩戴，以避邪除秽。

同学们考虑一下，为什么会选择艾叶呢？除了艾叶，人们还在端午时节插菖蒲。那么艾叶和菖蒲有何共性？端午插艾叶、菖蒲的习俗，是否与它们散发的奇特香味有关？

生活实践

生活中，经常灸一些有保健功能的穴位，有强身健体，培补元气，预防疾病的作用。

常用的保健灸穴有：足三里、关元、气海、神阙、中脘、膏肓、三阴交、风门、大椎、曲池等。

同学们可以到药店或网上购买艾条，与爸爸、妈妈一起，亲身实践一下艾条灸，体验艾灸的温暖，感受中医的神奇魅力。但操作的时候一定要在父母的陪同下，一定要注意安全，小心烫伤。

知识链接

中药艾叶

艾叶气香、味辛、性温，用作艾灸原料时，一般将其捣制成绒状，做成艾条、艾炷来施行灸法，以温煦气血、透达经络。

三年艾

三年艾就是存放了3年的陈艾。李时珍在《本草纲目》中说："凡用艾叶，须用陈久者，治令软细，谓之熟艾，若生艾灸火，则易伤人肌脉。"陈艾灸火"温而不燥，润能通经"，是说燃烧时陈年艾绒热力温和，能穿透皮肤，直达深部，经久不消，功效强劲；新艾火力强、燃烧快，艾灰易脱落，容易伤及皮肤。

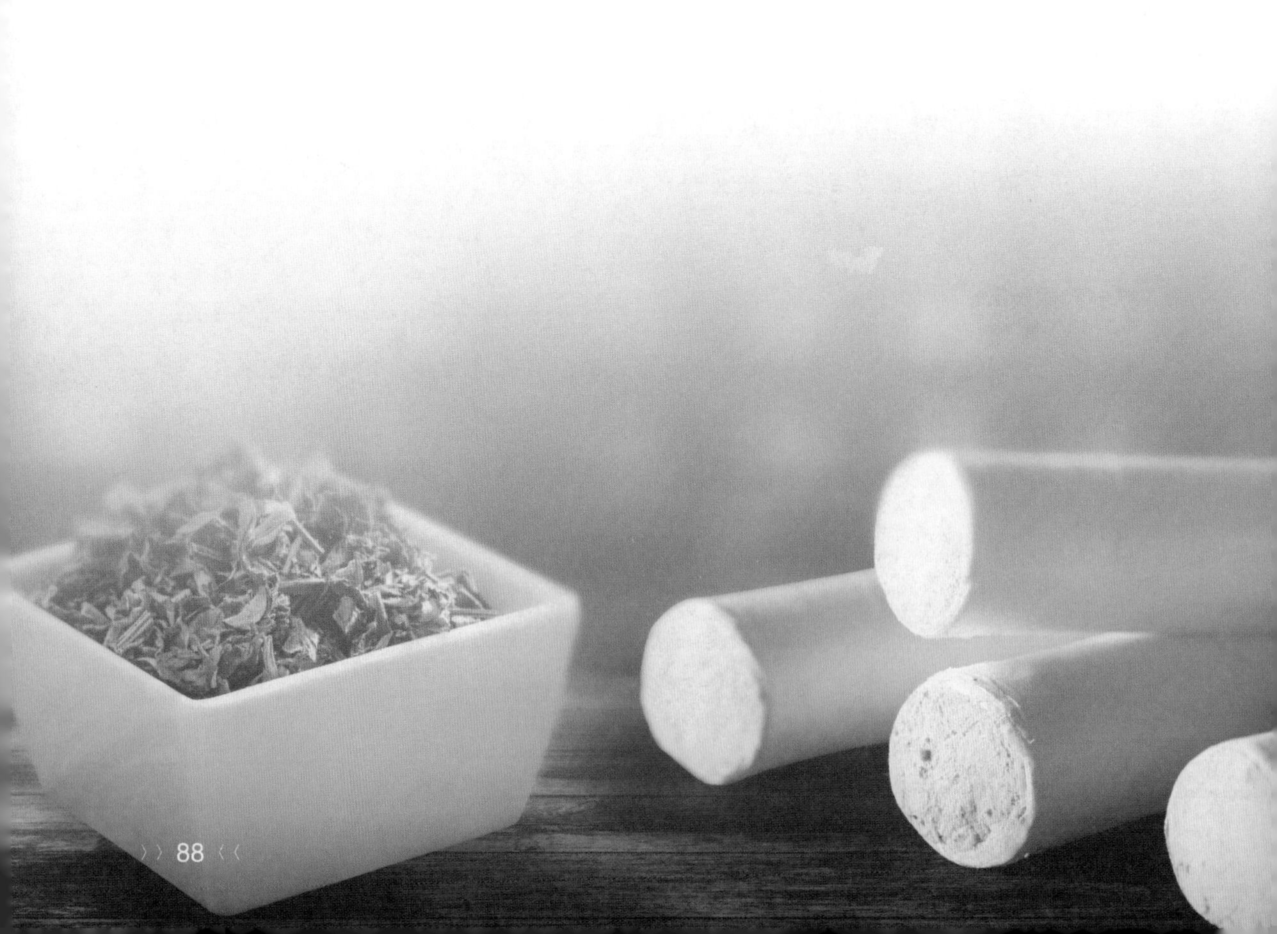

第七章

中医为健康护航

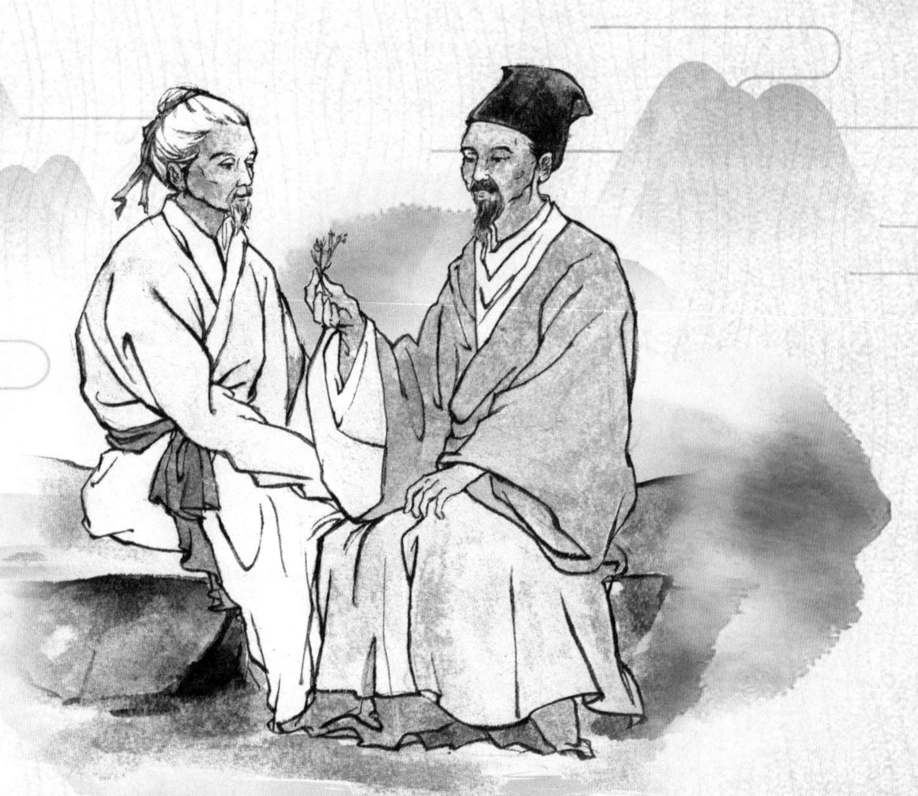

中医药在传承过程中，积淀了深厚的养生智慧，一直为人们的身心健康保驾护航。其中，“未病先防”已经成为人们养生保健的秘诀；传承至今的导引术，仍然是现代人推崇的保健方法；良好的心态，有助于消除烦恼、紧张、焦虑等不良情绪，是保证心理健康的关键；养成按时作息的习惯，是养生保健的开始，也是健康生活的基础。

第一节

未病先防——不生病的秘诀

《黄帝内经》提出「上工治未病，不治已病，此之谓也」。「治未病」的目的就是避免和减轻疾病对身体的危害，强调在健康的时候，要有防患于未然的意识。在疾病发生之前，防微杜渐，重视先兆，防止发病；在患病之后，防止疾病加重。唐代名医孙思邈在《千金方》中提出医生的三重境界：「上医医未病之病，中医医欲病之病，下医医已病之病」。将擅「治未病」定为医生的最高境界，说明对「治未病」的重视，「治未病」也因此成为中医学的核心理念。

知识探究

早在秦汉时期，中医就提出“治未病”的观点，并一直用来指导中医的临床实践。《黄帝内经》中说：“是故圣人不治已病治未病，不治已乱治未乱，此之谓也。夫病已成而后药之，乱已成而后治之，譬犹渴而穿井，斗而铸锥，不亦晚乎。”意思是说治“已病”就像渴了才想起挖井找水喝；都打仗了，才想起来制造兵器，这都太晚了。所以要在“未病”之时，就做准备，防止疾病的发生，即“治未病”。

“未病”是指疾病尚未形成，或疾病初见征兆，尚不严重。“治未病”就是预先采取措施，防止疾病的发生、发展、转变、复发。

“治未病”的思想自提出后，不断被历代医家注入新的内涵，简单总结为3个方面：强身健体、防病于先；已病早治，防其传变；瘥（chài，病愈）后调摄，防止复发。

一、强身健体，防病于先

“正气虚”是人得病的主要原因，所以《黄帝内经》中说：“正气存内，邪不可干。”“邪之所凑，其气必虚。”所以防病的关键，在于保持正气的充沛。

调摄精神、健体导引，顺应自然、起居有常，是中医保持正气充沛的主要方法。

二、已病早治，防其传变

患疾之后，一定要尽早诊断、积极治疗，防止疾病的发展与传变。不要讳疾忌医，如果错过治疗疾病的时机，病邪就有可能步步深入，使病情愈趋复杂、深重，治疗也就愈加困难。

三、瘥后调摄，防止复发

常言说：“病来如山倒，病去如抽丝。”一场大病之后，身体更为虚弱，正气也没有恢复正常，这时候要注意调理与保养，防止疾病的复发或再患新疾。

总之，“治未病”是以预防疾病为指导思想，以保持正气为基础，以顺应自然变化、增强机体抗病能力为基本原则，是人类保健养生、防治疾病的最高境界。

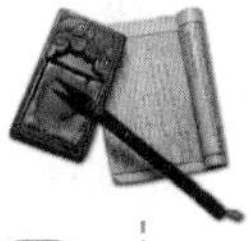

文化思索

扁鹊论“治未病”

有一天，魏文王求教于名医扁鹊：“你们家兄弟三人，都精于医术，谁的医术最好呢？”扁鹊说：“大哥治病，是在病情发作之前，那时候病人自己还不觉得有病，大哥就下药铲除了病根，但他的名气没有被传开，只是在我们家中得到认可。二哥治病，是在病初起之时，症状还不十分明显之际，每次都药到病除，所以他闻名乡里。我治病，都是在病情十分严重之时，病人痛苦万分，病人家属心急如焚，此时，他们看到我用针刺，或者用针放血，或者在患处敷药，使病情得到缓解或是很快治愈，甚至能起死回生，所以我名闻天下。”

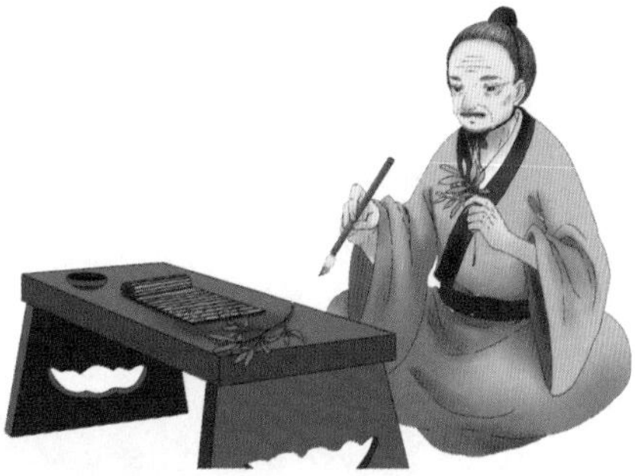

扁鹊

想一想，扁鹊大哥、二哥为什么没有扁鹊的医术高？如果你有高超的医术，你愿意治人于“未病”还是“病重”？

生活实践

“春夏养阳，秋冬养阴”出自《黄帝内经》，意思是说春夏要保养阳气，秋冬要守护阴精。春生、夏长、秋收、冬藏是四季自然界的变化规律，人要与自然相应，人的精气也要顺应四季变化。阳是指精气的生长，阴是指精气的收藏。“春夏养阳”是顺应自然调养精气之生长，“秋冬养阴”是调养精气的收藏。

夏日炎炎，高热难耐，这时躲在空调房子吹吹空调，吃个冰激凌是多么惬意的事啊？请同学们思考一下，据“春夏养阳，秋冬养阴”的原则，这样做为什么有害健康？

知识链接

康节先生防病诀

“爽口物多终作疾，快心事过必为殃。知君病后能服药，不若病前能自防。”这是北宋哲学家邵雍写的一首养生诗。意思是说：贪图吃喝或暴饮暴食终会使人生病，遇到大快人心的事后，往往会因兴奋过度招致病患。人生病了才诊治服药，不如没有得病之前讲究卫生，预防疾病发生。这首诗在养生方面的意义主要有3点：一是要饮食有节，二是不要兴奋过度，三是提倡病前预防。

第二节

动以养形——传承千年的导引术

导引术作为一种养生保健方法，在我国起源较早。《吕氏春秋》记载：远古时代，大地洪水泛滥，百姓深受雨水潮湿的侵害，筋骨萎缩而不健壮，气血瘀滞而不通畅。当时的一位智者发明了「舞」，用来摆脱这些疾病。可以说，「舞」是导引术的最早雏形。1973年，长沙马王堆3号汉墓出土的西汉时期的《导引图》，记载了44种导引姿势，便是对先秦导引术的总结。

知识探究

导引术是古代的一种健身方法，也是呼吸运动、肢体运动、意念活动相结合的运动。由意念引导动作，配合呼吸，由上而下或由下而上地运气，常与服气、存思、咽津、自我按摩等配合进行，俗称医疗保健体操。

导引术起源于上古，早在春秋战国时期就已非常流行，为当时医家所重视。“导引”一词最早见于《庄子·刻意》篇：“吹呴呼吸、吐故纳新、熊经鸟伸，为寿而已矣；此导引之士、养形之人、彭祖寿考者之所好也。”此段文字说明呼吸吐纳和熊经鸟伸等活动是导引的基本内容，其目的是为了养形、益寿等。秦汉时期，由于医学的进步，导引术得到了很大的发展。1973 年，在湖南长沙马王堆 3 号汉墓出土的帛画《导引图》，乃是了解汉代导引发展的极其珍贵的资料。《导引图》中有彩绘的 44 个各种人物做各类导引的形象，每个图像均为 1 个独立的导引术式，图侧由简单的文字标出名目，生动地为我们展现了导引术发展壮大的历史。

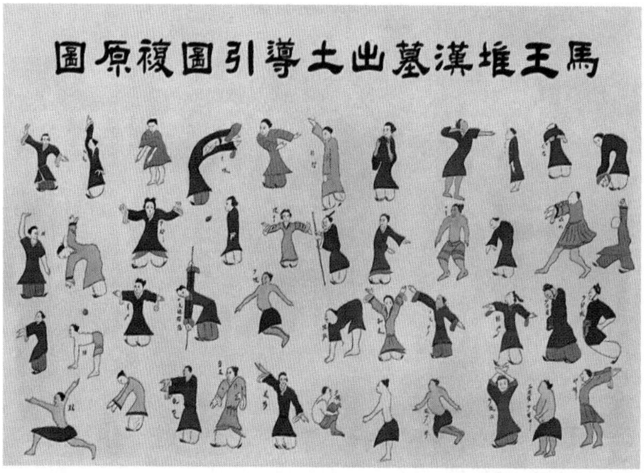

马王堆汉墓出土导引图复原图

三国时期，华佗根据“流水不腐，户枢不蠹”的原理，研究了虎、鹿、熊、猿、鸟 5 种动物的生活习性，结合人体的经络、脏腑、气血、穴位等知识编创了一套健身功法，被后世称为“五禽戏”。“五禽戏”包含了现代时尚健身运动的主要项目，如深呼吸、按摩和有氧运动等，可以促进身体新陈代谢，平衡阴阳，调和气血，疏通经络，强筋健骨，全面改善身体素质，2011 年被评为国家级非物质文化遗产项目。

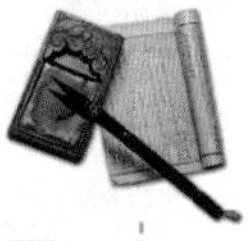

文化思索

导引术的“三大系统”

目前流传最广的导引术有“三大系统”，分别是五禽戏、八段锦与易筋经。其中，五禽戏出现最早，强调对5种动物的动作、神态的模仿；八段锦由8个动作组成，如锦缎般优美，因此被称为“八段锦”；易筋经在明代出现，动静结合，融健身与习武于一体，刚劲有力，连贯舒缓，视觉感极强。

想一想，还有哪些强身健体的方法是人类模仿动物创造的？

生活实践

两手托天理三焦

“三焦”，是中医学对人体躯干的划分方法：脐以下为下焦，横膈至脐为中焦，横膈以上为上焦。两手托天理三焦是八段锦的第一组动作，生活中简单易行。具体动作要领：

（1）自然站立，两脚平开，掌心向上，双手交叉放在腹前，两手与肚脐形成一个三角。

（2）在双手合抱的同时，两掌慢慢举到胸前，再向内旋转向上托起，掌心向上，抬头看手。抻拉时下颌微收，头向上顶，略有停顿，脊柱上下对拉拔长，同时脚跟向上提，挺胸呼吸。

（3）两臂分别在身体两侧缓缓下落，同时脚跟下落，臂肘放松，呼气。然后两掌捧于腹前，目视前方。此时，身体的重心要缓缓下降，气往下走，全身都放松下来。

此动作双臂上举、下落为1遍，共做6遍。

这组动作可以很好地拉伸手臂、肩背，有利于矫正不良坐姿。同学们不妨尝试一下。

知识链接

人身三宝：精、气、神

人们常说："这个人精气神真足！"导引术锻炼的目的就在于保养自身的精、气、神。那么，精、气、神究竟是什么呢？

"精"是生命物质，可以化生血液，生成脑髓。精气充盛，能够抵御外邪侵袭。人的生长、发育、衰老、死亡，莫不与精的盛衰相关。"精"来源于父母，依赖出生后食物的滋养。可见，人体成长过程中的"精"，大部分来自饮食。

"气"既是一种维持人的生命活力的精微物质，又是人体各脏腑器官活动的能力表现，可以概括为生命的能量。人体的呼吸吐纳、食物代谢、营养布散、血液运行、抵御外邪等一切生命活动，都是通过气的作用实现和维持的。

"神"是人体生命活力的表现，能够体现人的健康情况。所谓"神采奕奕"就是有神，当人年龄大时，机体衰老而出现的反应迟钝则是少神。

第三节

起居有常——健康生活的基础

据中医的整体观念，须顺应自然规律，尤其是与自然阳气保持一致。古人重视起居调理，保持良好的生活习惯，不挥霍人体阳气，胜于看病吃药。『起居』主要指生活作息，起居有常就是按照人的生理规律生活，如『日出而作，日落而息』。生活作息规律化，能够保证人体阴阳不受或者少受各种不利因素的干扰，维持正常的生理活动，坚持运动导引，使人健康长寿。

知识探究

起居有常一般说来有两个方面：“起居”主要指生活作息，“有常”是指有一定的规律。“起居有常”是指平日生活要有规律，按时作息，防止过度的劳作，养成良好的作息习惯。如《黄帝内经》中说：“饮食有节，起居有常，不妄作劳，故能形与神俱。”

一、作息应顺应自然，保持规律

人要顺应自然环境的变化、四季和昼夜的更替来调整自己的作息起居，保持与自然的和谐统一，有利于身体的健康。《黄帝内经》中就曾提到人该如何根据四季变化，调整睡眠习惯。

如春季就应“夜卧早起”。春季万物萌生，生机勃发。所以在春季要晚睡早起，多去室外走走。

夏季应“夜卧早起”。夏季万物繁衍茂盛，绿意成荫。所以在夏季要晚睡早起，尽量外出晒太阳，不要过分贪阴。

秋季要“早卧早起”。秋季是收获的季节，万物开始凋零。所以在秋季要早睡早起，鸡鸣时就要起床了。

冬季应该“早卧晚起”。冬季寒冷，草木凋零，是万物生机潜伏闭藏的季节。所以在冬季应该早早睡觉，并与太阳一起起床。

二、适度合理的劳作与休息

做一些适度而合理的体力活动，可促使气血流畅，肢节运动灵活，精力充沛。唐代医学家孙思邈提出“养性之道，常欲小劳，但莫大疲”，是说劳逸要适度。我们都知道长时间的过度劳累、劳伤形体会导致积劳成疾，但对于太过安逸对身体造成的伤害认识不足。运动少、劳动少的人，因为体内阳气不能振奋，气机不畅，久而久之，身体各脏腑功能会减退，出现食少腹胀、疲乏无力等一系列疾病。劳逸适度，不仅仅是身体的劳逸，对于脑力劳动也同样适用。

文化思索

司马懿“问诊”诸葛亮

熟悉三国的人都知道这样一段故事：诸葛亮是司马懿的劲敌。为了知己知彼，司马懿从蜀使那里打探到诸葛亮的作息情况，发现诸葛亮经常早起晚睡，事必躬亲，吃饭很少。他笑曰：蜀相命不久矣。结果不出他所料，诸葛亮不久便与世长辞，卒年54岁。这说明一个人如果长期不注意起居调摄，费神太过，营养不足，势必损害健康，缩短寿命。

中医认为，肝是藏血的器官，凌晨1~3时是肝胆经运行旺盛时间，若能准时就寝，获得适当充足的睡眠，可养肝血，血归藏于肝，神清气爽、精神百倍，学习也能事半功倍。

生活实践

同学们在生活、学习过程中，需要语言交流、朗读背诵等，但如果说活过多、过久或高声，则会消耗人体之气，造成身体疲乏无力。此外，如果睡前说话太多很容易使大脑兴奋，思想活跃，从而影响睡眠。这其实就是耗气导致的失眠，也就是古人常说的为什么要“食不言，寝不语”的原因。

同学们可以尝试临睡前，在床上静躺几分钟，深呼吸，看看是不是会睡得更香呢？

知识链接

早睡早起身体好

孙思邈的《备急千金要方》中说：“善摄生者，卧起有四时之早晚。”

科学的睡眠时间建议：成人每天睡眠6～8小时，老人每天睡眠8～10小时，儿童每天睡眠10～12小时，青少年睡眠应该保证在10小时左右。

每天晚上22～23时入睡，早晨6～7时起床，是最符合人体生物钟和昼夜节律的科学睡眠时间。科学的睡眠，要尽量保证深睡眠时间超过4个小时，浅睡眠时间少于3个小时。在凌晨2～3时这个时间段尽量进入深睡眠，才能使大脑充分放松，缓解平时的学习和工作压力。

第八章

陕西特色中医文化

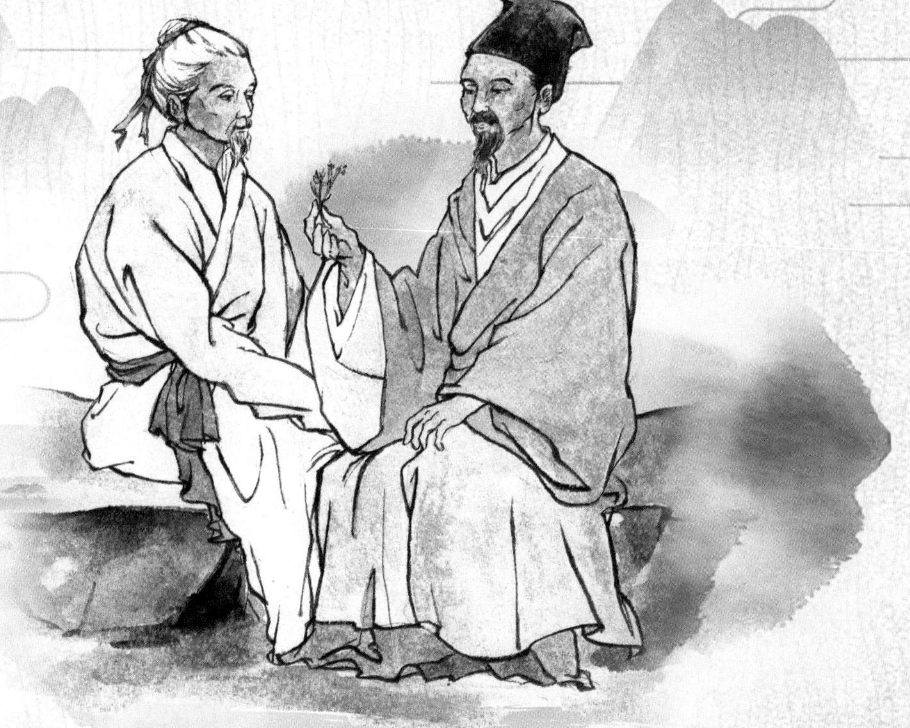

陕西的地貌分为陕北高原、关中平原和陕南山区。秦岭作为南北分界岭，具有“中华龙脉”的美誉，特别是其中的水系孕育了中华的早期文明，也对最初中医理论的产生有着重要的作用。从神农尝百草到岐伯黄帝论道，中医发展的源头都离不开陕西这块神奇的土地。其虽历经千年，然文化与传统就如这古老的秦岭一样绵延不绝，又如“药王”孙思邈一样光耀古今。

第一节

天然的药物宝库——大秦岭

汉朝班固的《西都赋》中有「睎（xī）秦岭，睋（é）北阜，挟酆（fēng）灞，据龙首」之句，说明「秦岭」一词早在汉朝已经出现。秦岭西望昆仑，北拒广漠，东瞰中原，南压重山，为陕西省内关中平原与陕南地区的界山。秦岭是一座文化之山，在此诞生了中国最为繁盛的周、秦、汉、唐，被尊为中华文明的龙脉。

秦岭更是一座自然之山，孕育了丰富而别具特色的自然生态资源。大熊猫、金丝猴、羚牛、朱鹮被并称为「秦岭四宝」。「秦地无闲草」这句美誉古已有之，秦岭是一座天然药物宝库，其中不乏「各怀神通」的中草药。

知识探究

药物宝库——秦岭

自古被尊为“中华龙脉”的秦岭，处在我国版图的正中央，是我国重要的南北地理分界线。广义的秦岭是一片东西连绵1600多千米，雄踞40万平方千米的山脉，西起甘肃与青海两省交界处，与昆仑山脉接续，东至河南伏牛山。狭义的秦岭特指位于陕西省境内的秦岭中段主体山脉，最高峰为太白山，大名鼎鼎的“西岳”华山也是其高峰之一。高大的秦岭调节着南北的气候——夏季阻隔了东南湿润的水汽，保持了秦岭以北地区的干燥；冬季挡住了南下的西北风，减少了寒潮对秦岭以南地区的侵袭。其得天独厚的地理位置与自然环境，蕴藏着丰富的动植物资源，是一片天然的“生物基因库”，大熊猫、朱鹮、羚牛、金丝猴，以及银杏、红豆杉、独叶草等珍稀动、植物在这里生存、繁衍。同时，秦岭也孕育了“太白七药”“秦岭八宝”（药王茶、黑枸杞、太白米、金丝带、菊三七、羊角参、黑洋参、手掌参）等多种珍贵中草药，是我国最大的野生中药资源宝库。

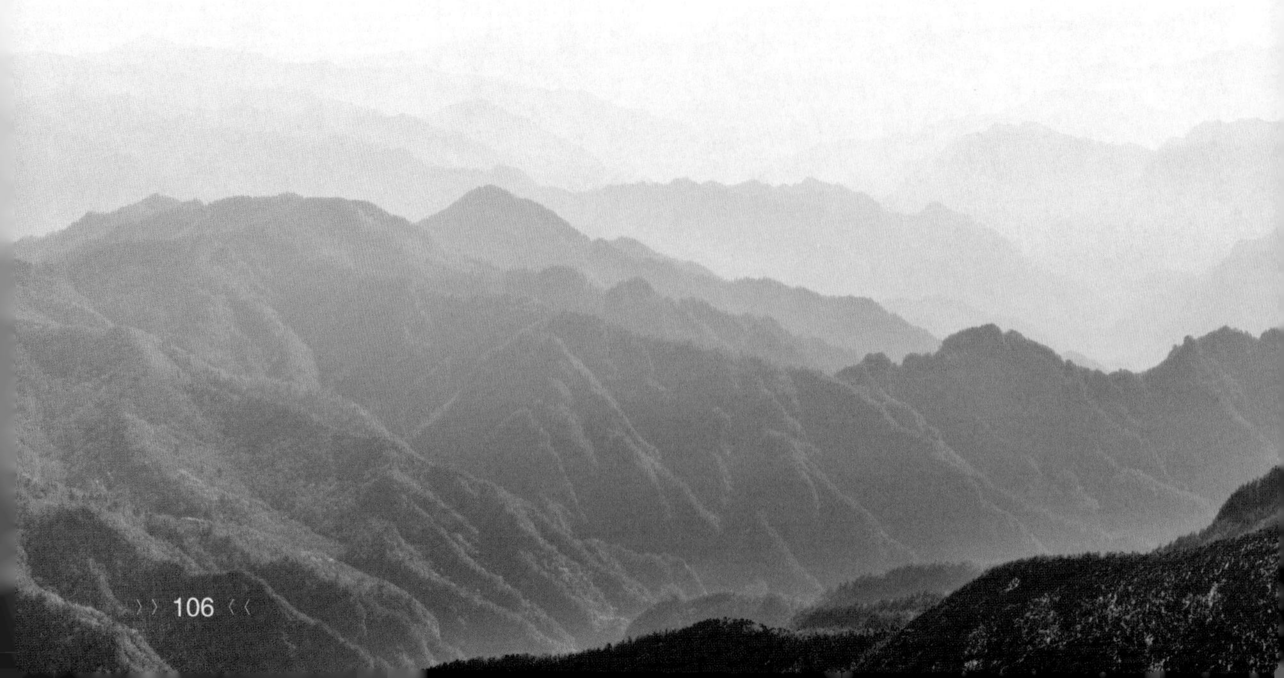

文化思索

名士名山

“秦地自古多良医。”陕西是十三朝古都坐落之地，长期作为我国的政治经济文化中心，也是我国医学的主要发祥地，医家辈出，医籍众多，对中医学的发展影响深远。

自秦以来，众多名医或入秦岭山脉采药修行，或在秦岭脚下行医济世，共同点亮了秦岭医学文化明灯。先秦时期，黄帝与岐伯在这里谈医论道，编撰的《黄帝内经》奠定了中医学的理论基础。名医扁鹊曾到咸阳，闻秦人爱小儿，即入乡随俗做起了儿科大夫，并在秦国多地行医，其事迹至今广为流传。唐代药王孙思邈常年在太白山隐居修行，研究医药，为民治病，其著作《备急千金要方》代表了那个时期中医学的最高水平。宋金元时期，道教全真派创始人、咸阳道士王重阳及其门人弟子，对于导引等养生理论的研究与论述，为中医养生学留下了宝贵遗产。明清以及近代，更有大量医家在秦岭行医著述，悬壶一方，使源远流长的陕西中医文化得到了很好的继承和发扬。

生活实践

在漫长的历史长河中，秦岭不仅是地理上重要的南北分界线，也是中华文化重要的发源地。从伏羲斫琴制卦、黄帝梦游华胥、老子楼观台传《道德经》，到孙思邈在太白写就《千金方》，儒、道、佛、医文化在这里交融。除了秦岭山中的神奇药草，更有不少的人文景观。

利用假期与家人一起去游览太白山、楼观台，或当地医药圣地等，体验自然的壮美。走一走先贤采药走过的山路，感受一下先贤探求真理所付出的艰辛，并思考中医药发源于陕西，究竟有什么得天独厚的优势。

知识链接

太白“七药”

太白山中药资源丰富，有360多种，其中以“七”为名称的草药，如“桃儿七”“铁牛七”等，称为太白“七药”。“七药”在秦岭地区民间口口相传，被广泛使用，因疗效确切而成为区域性中草药总称，约有149种，有着重要的研究价值。“七药”多为民间草药，虽不是“正规军”，却长期护佑着一方百姓的生命健康。

“七药”载于《本草纲目》(1590年)草部第12卷之“三七”。早在1953年，美国就将“太白七药”的“桃儿七”提纯制成药品用于抗癌，并载入美国《药典》。我国《药典》现收入太白“七药”6种，如今逐渐为人熟知，如中成药“盘龙七片”就将其作为原材料使用；部分“七药”被列入陕西省地方药材标准，其研究与开发价值备受关注。

第二节

医宗圣地——药王山

孙思邈是唐代医药学家，在中医药学、养生学方面成就卓著，为当时及后来人所称道。他很长寿，活了一百多岁。孙思邈认为『人命至重，有贵千金，一方济之，德逾于此』，所以以『千金』二字命名自己的两部著作，即《千金要方》和《千金翼方》。他一生游历陕西境内太白山、景福山等地，亲采草药，施救无类，造福一方，行医中留下了很多神奇的故事与传说，今天陕西境内的『药王山』、多处『药王洞』都与他的行迹有关。

知识探究

药王山曾是唐代医家孙思邈的隐居地，位于陕西省铜川市耀州区城东1500米处，紧依宝鉴山，西临漆水河。药王山原名“五台山”。据《长安志》记载：“玉磬山（即后世所说的药王山）下，有真人故宅。”山上五峰互拱，古柏苍翠，殿宇轩昂，碑石林立，风景优美，1961年被国务院列为全国第一批重点文物保护单位，1990年被陕西省政府命名为省级风景名胜区。

现在药王山的建筑群，主要有药王大殿（即北洞）和静应庙（即南庵）2处。北洞，亦名太玄洞，据传是孙思邈隐居处，因位于药王山北台显化台，故名北洞。明代为了纪念乡贤，当地百姓又在北山石洞前建立了真人祠，后经多次增修扩建，其庙宇的宏伟壮观程度超越了南庵。又经清代的增添修建，现保存的多为明清建筑物，主要由3个部分组成：以太玄洞为中心的药王大殿，向东为东道院，出西玄门，折北有北道院和吕祖庙等建筑。最为壮观的当属药王大殿、药方碑亭、献殿、配殿，以及历史悠久而著名的摩崖佛像、耀州碑林等。

药王山为了纪念孙思邈而成名，宋仁宗嘉祐四年（1059年），就修建了孙思邈祠堂。宋徽宗崇宁二年（1103年），重建真人祠，并赐祠额“静应庙”，加封孙思邈为“妙应真人”，给予了孙思邈很高的评价。南庵山下及北洞山门间的广场有太玄洞戏楼，为清代建筑，乾隆、嘉庆、咸丰年间曾多次修缮，现依然保存完好。每年农历二月初二药王山古庙会，戏楼里仍有秦腔等文艺演出，孙思邈在庙堂与民间均有着广泛的影响。

文化思索

石碑的作用

广义来说，石碑就是刻有文字，作为纪念物或标记作用的石头。因为石材坚实，不易损毁，比纸张、布绢、竹简的保存时间更久，在碑石上刻文记事成了石碑的主要功能，作为载体的石碑也就有了记载历史的价值与作用。

在印刷术还不发达的时代，石碑还有一个重要的功能——文化传播。把经典图书刻在石碑上作为正本，方便人们观看、抄写、拓印，以防在流传过程中出现错误。

同学们想一想，古代医者为什么要把医方、医经刻在石碑上？

生活实践

寻访名医乡贤

药王山现存碑碣250余座，其中北魏21座，西魏25座，北周21座，隋34座，唐13座，宋4座，金6座，元19座，明44座，大顺1座，清67座，民国3座。其内容丰富，涵盖造像、祠庙、敕牒、告示、赞述、诗文、题记、医方、图画、经幢、墓志、塔铭等类，有着极高的艺术与文化研究价值。

请同学们试着翻阅家乡的方志，找一找被家乡所称颂的乡贤，看一看遗落在乡间、博物馆的碑刻，体会其中仍然值得我们继承的优秀传统精神。

知识链接

药王洞

除药王山外，由于孙思邈的广泛影响，历代人们为了纪念他，将他采药、行医、隐居陕西境内的各处名山、胜地，皆冠以“药王”二字。现在陕西省境内各地有不少以“药王”命名的地名，如陇县有药王洞，龙门山有孙思邈隐居地，太白山有药王谷、药王栈道等，都充分体现了孙思邈在民间的广泛影响。从“大医”到“药王”称号的变化，也反映了人们对孙思邈医学成就的普遍认同。

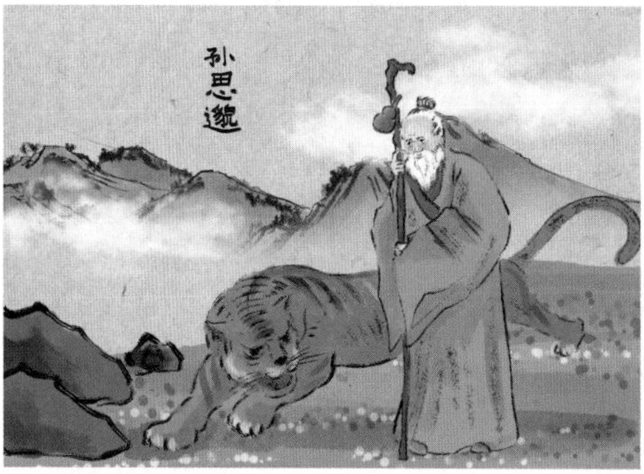

第三节

整骨妙手——蔺道人

蔺道人（790—850年），长安（今陕西西安）人，约生活于唐代中期，史书无传，杰出的整骨学家，著有《仙授理伤续断秘方》。蔺道人建立了骨科治疗的常规，对复杂骨折的外科手术、手法整复原则和治疗技术有创造性成就，明确提出了处理复杂骨折的3个原则，至今仍有指导意义；对骨关节脱臼整复手法也有杰出贡献。他的学术思想和医疗技术成就对后世骨科发展影响深远，可谓是中国骨伤科学的奠基人。

知识探究

中医骨伤第一书

蔺道人，通医药，尤精于骨伤科，修行之余，为贫病者、伤折患者诊病治伤。后因故离开长安，隐居于江西宜春钟村（今江西省宜春市），偶以其高明的整骨技术为邻人治伤，久之，求医者众。蔺道人应接不暇，遂将自己的医术传授给邻居彭叟，并将自己写的《理伤续断方》相赠，后不辞而别。彭叟得到蔺道人秘传后，依方治病，也成为闻名的骨科医生。彭叟称蔺道人为仙，将其所得之书名为《仙授理伤续断秘方》。

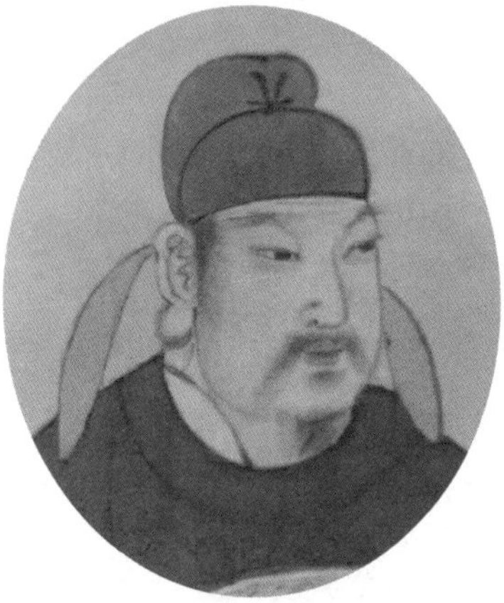
蔺道人（790—850 年）

《仙授理伤续断秘方》是我国现存第一部中医骨伤科专著，书只有 1 卷，分为“口诀”和“方论”两部分。首载“医治整理补接次第口诀”，主要论述理伤续断的 14 个步骤和方法，介绍了处理损伤、关节脱臼及伤科常用的止血、手术复位、牵引、扩创、填塞、缝合等具体操作方法。“治损伤方论”先述七步用药法则，后载方 46 首，包括 10 首外用方。

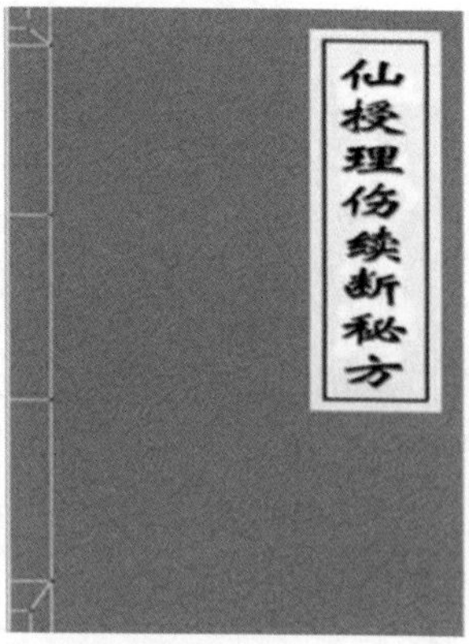

本书的内容体现出唐代伤科治疗体系已初步形成，唐以前理伤经验达到了较高水平。其中的伤处冲洗、诊断、手法复位、局部敷药、夹缚固定等理伤、正骨的基本原则与方法，对开放性损伤主张先清创后缝合的治疗观点，均与现代相符。其所创用的治疗肩关节脱位椅背复位法、小夹板固定法及“动静结合”的治疗原则，对后世有较大影响。

文化思索

中医骨伤的手法治疗

手法治疗是中医骨伤科独具特色的治疗方式，对于骨折、脱位、筋伤等的治疗，具有方法简便、疗程短、痛苦小、见效快、费用低、安全性高、肢体恢复好的功效，体现了中医药的优势。

手法治疗是在闭合条件下进行的，最大限度地减少了对人体造成的二次损伤，但手法治疗操作技术存在一定的难度，所以要求医者更要“自悉其情，法之所施，使患者不知其苦”（清代吴谦《医宗金鉴·正骨心法要旨》），即要求医者需具备较高的操作技术、熟练的操作技巧和慈悯的人文情怀。

同学们思考一下，中医手法治疗骨折与现代医学治疗骨折相比，在治疗理论上有哪些独到之处？

生活实践

中医传承方式

从长桑君传医给扁鹊，到蔺道人授书给彭叟，在中国医学发展的漫长历史长河中，这种师徒授受的方式并不罕见，形式也不拘一格，但传承的模式都蕴含着中国传统文化和智慧。

同学们可以选择一位自己喜爱的中医医家，看看他的学问是怎样传承来的。思考一下，在古代，学生是如何对待老师的？有哪些值得我们后辈学习和借鉴？

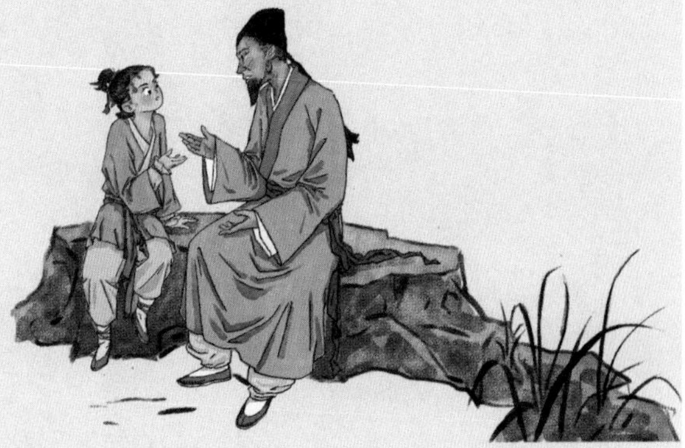

知识链接

医分四科与中医骨伤学的源起

中医骨伤科学是研究防治人体皮肉、筋骨、气血、脏腑经络损伤与疾患的科学，最初属于“疡医”范畴。周代，医学分为4门：食医（营养医）、疾医（内科）、疡医（外科）和兽医。

疡医又分为肿疡、溃疡、金疡和折疡，而骨伤科直接包含后两疡，同时前两疡（肿疡、溃疡）中如骨肿瘤和骨的慢性感染与骨伤科也是有关系的。

中医骨伤科学在历史上曾有“金疡”“接骨”“正骨”“伤科”等不同称谓，历史悠久，是我国人民在与外伤疾患长期斗争中创造和发展起来的一套独特的理论体系，为后世骨伤疾病的治疗提供了丰富而宝贵的经验。